EL ARTE DE LA LUMINOSIDAD

Los Secretos del Skincare Asiático

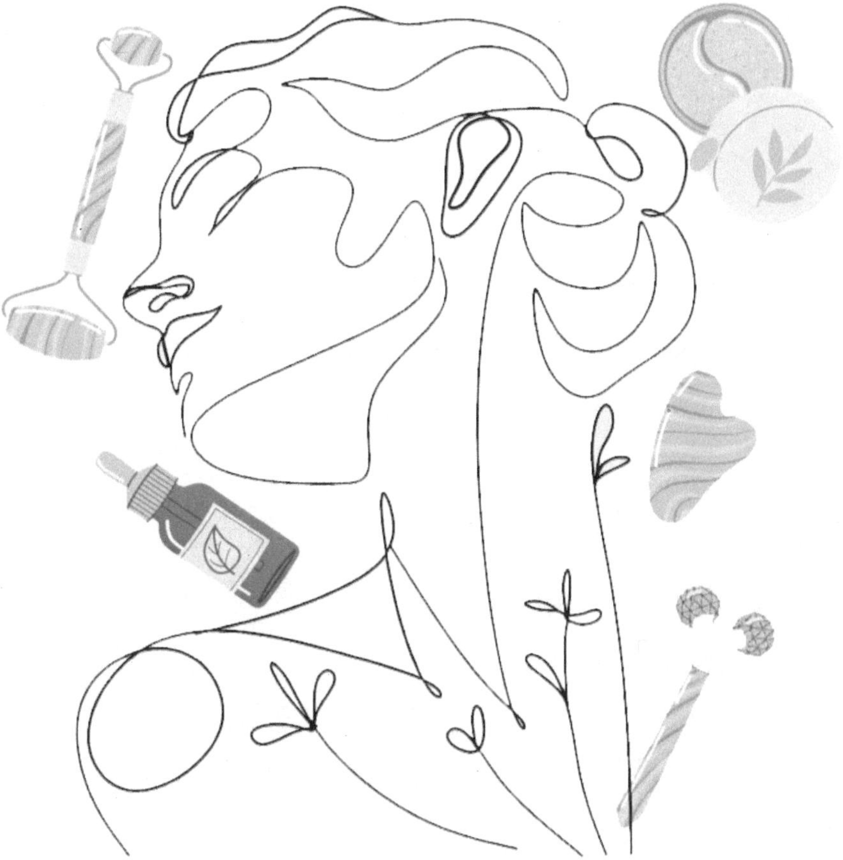

HANA D. SU

Copyright © 2026 Hana D. Su
Todos los derechos Reservados

ÍNDICES

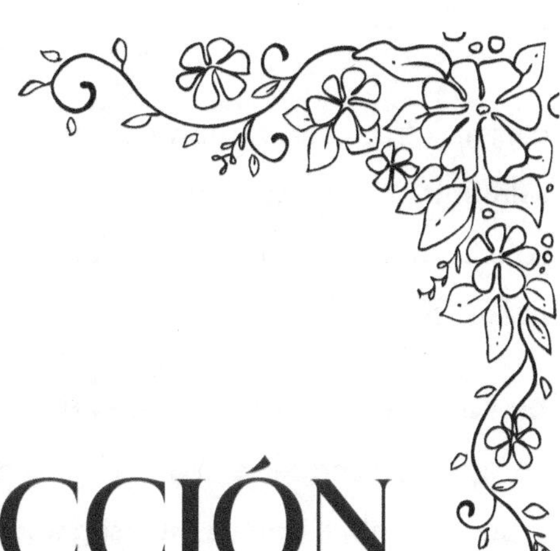

INTRODUCCIÓN

Los últimos años marcaron un momento crucial en el panorama global de la belleza, donde el cuidado de la piel al estilo asiático ha evolucionado hasta convertirse en una fuerza dominante que está reformando cómo abordamos la salud de la piel y la belleza en todo el mundo.

La belleza y el cuidado asiático de la piel representan más que una colección de productos o una etiqueta de tendencia. Encarnan una filosofía fundamental que ve el cuidado de la piel como un acto de autocuidado, un ritual diario que honra tanto las necesidades biológicas de la piel como el bienestar general del individuo. Este enfoque ha resonado globalmente porque aborda un deseo universal: la búsqueda de una piel saludable y luminosa que refleje vitalidad interior y confianza.

Al mirar hacia el futuro de la industria de la belleza, se puede observar que se está experimentando una innovación sin precedentes, impulsada por avances en biotecnología, ciencia de la fermentación y cuidado personalizado de la piel. Las marcas coreanas continúan liderando esta carga, introduciendo ingredientes revolucionarios como PDRN (ADN de salmón), tecnología avanzada de espículas y extractos fermentados sofisticados que una vez fueron dominio exclusivo de tratamientos profesionales.

La Ciencia Detrás de la Belleza

Lo que distingue al cuidado asiático de la piel es su compromiso inquebrantable con la investigación y la innovación. Las empresas de belleza invierten fervientemente en entender la biología de la piel, desarrollar nuevos métodos de extracción y crear formulaciones que trabajen sinérgicamente con los procesos naturales de la piel. Este rigor científico ha producido ingredientes y tecnologías que ahora están siendo adoptados globalmente, desde el uso revolucionario de extractos fermentados hasta el desarrollo de técnicas de "mirror skin" que superan incluso la famosa tendencia de "glass skin" [1].

El enfoque asiático del cuidado de la piel es fundamentalmente preventivo en lugar de correctivo. Mientras que las tradiciones de belleza occidentales a menudo se han enfocado en abordar problemas después de que surgen, el cuidado de la piel asiático enfatiza mantener la salud de la piel para prevenir que los problemas se desarrollen en primer lugar. Dicha filosofía se enfoca tanto en el bienestar interior como en la salud de la piel, es decir, ve a la piel como parte de todo el ecosistema del cuerpo humano y el objetivo es alcanzar un equilibrio armoniosamente saludable para que el ritmo natural del cuerpo esté funcionando. Esta filosofía se alinea perfectamente con la comprensión científico actual del envejecimiento de la piel, que reconoce que la prevención es mucho más efectiva que el tratamiento.

Qué Vas a Aprender

Esta guía completa está diseñada para servir como un recurso completo para comprender e implementar los principios del cuidado asiático de la piel. Ya seas completamente un principiante curioso sobre la famosa rutina multi-paso o un entusiasta experimentado que busca incorporar las últimas innovaciones, encontrarás explicaciones respaldadas por la ciencia, orientación práctica y recomendaciones específicas de productos e ingredientes adaptadas a tus necesidades.

Cada capítulo se basa en el anterior, creando una educación completa en la filosofía y práctica del cuidado de la piel asiático. Comenzamos con los conceptos fundamentales y gradualmente introducimos técnicas e ingredientes más avanzados. A lo largo del texto, mantenemos un enfoque en la ciencia detrás de cada recomendación, asegurando que entiendas no sólo qué hacer, sino por qué funciona.

La belleza asiática del cuidado de la piel no radica en su complejidad, sino en su consideración. Al final de esta guía, tendrás el conocimiento y la confianza para crear una rutina personalizada que honre las necesidades únicas de tu piel mientras abraza los principios filosóficos asiáticos probados con el tiempo.

Instrucciones Para Saber Cómo Leer el Libro si Tienes Tiempo Limitado

Piensa en este libro no como un libro de texto rígido, sino como un mapa de ruta flexible para tener una piel más sana y por ende más hermosa. Entendemos que la vida es ajetreada, y sumergirse en una guía completa puede parecer abrumador. Es por eso que hemos diseñado esto, para que sea un recurso que puedas usar de inmediato.

Comienza por enfocarte en los principios básicos y los pasos accionables en los primeros capítulos. Implementa estas prácticas fundamentales primero -hacer esto bien producirá los resultados más significativos-. No te sientas presionado a absorber todo de una vez. Piensa en ello como un mapa de ruta: puedes comenzar con lo esencial, implementar cambios pequeños pero impactantes en tu rutina, y gradualmente construir confianza en tu enfoque.

Más tarde, cuando estés listo para profundizar tus conocimientos y explorar temas más avanzados, puedes volver al libro y sumergirte en los capítulos que te hayas saltado. De esta manera, tu aprendizaje evoluciona junto con tu viaje de cuidado de la piel, asegurando un progreso constante sin presión.

Todos deberían leer el Capítulo 1 para obtener una base sobre el cuidado de la piel y las prácticas asiáticas.
Si estás en un nivel de principiante a intermedio:

- Comienza con el **Capítulo 2**, que introduce una base simple de 3 pasos para iniciar tu viaje de cuidado de la piel.
- Enfócate en la **constancia sobre la complejidad** -una rutina que sigues a diario siempre dará mejores resultados que una elaborada que no puedes mantener.
- Comienza con un **diario de cuidado de la piel** simple para monitorear tu progreso. Esto puede ser tan sencillo como anotar los productos que usas y tomar fotos regulares de tu piel durante un período de tiempo.

- Trata el cuidado de la piel como una forma de **autocuidado**. Se paciente contigo mismo, pues las mejoras visibles a menudo tardan de 4 a 6 semanas de esfuerzo constante. No olvides celebrar los pequeños avances del proceso.

- Recomendamos que dediques tiempo al **Capítulo 10**, que cubre la dieta, el estilo de vida y el bienestar interior. Recuerda, la piel sana está influenciada tanto por lo que pones en tu cuerpo como por lo que aplicas en la superficie.

Si estás en un nivel de intermedio a avanzado:

- Además de los Capítulos 1–2, sumérgete en los **Capítulos 3–4** para una comprensión completa de la anatomía de la piel y cómo funciona.

- **La constancia lo es todo**. Una rutina constante es la base del progreso real, y usar un **diario de cuidado de la piel** más detallado te ayudará a rastrear hábitos, detectar patrones y notar cómo diferentes factores impactan tu piel.

- Prioriza lo esencial: **la doble limpieza** y la **protección solar** diaria. A partir de ahí, construye tu arsenal con activos probados como la **Niacinamida**, el **Retinol** y la **Vitamina C**, los cuales son ingredientes respaldados por la investigación y efectivos para una amplia gama de tipos de piel.

- Explora otros capítulos según tus preocupaciones personales. Por ejemplo, si luchas contra el **acné** o la **pigmentación**, encontrarás una guía específica adaptada a estos problemas.

- Consulta el **Capítulo 8** para una inmersión profunda en la construcción de una rutina completa de varios pasos.
- No te saltes el **Capítulo 10**, que se enfoca en la dieta, el estilo de vida y el bienestar interior. A menudo, abordar los factores del estilo de vida trae mejoras más significativas a tu piel que los productos por sí solos.
- Finalmente, recuerda que el cuidado de la piel es un **viaje personal de autocuidado**. La piel y la salud general de cada persona son diferentes, así que adapta lo que aprendes y haz que funcione para tus necesidades únicas.

Si estás en un nivel avanzado y quieres saber la ciencia:

- Idealmente, lee el libro en su totalidad. Si el tiempo es limitado, puedes hojear los **Capítulos 1–3**, pero asegúrate de leer el **Capítulo 4** cuidadosamente para una comprensión completa de la anatomía de la piel.
- Mantén un **diario de cuidado de la piel** detallado, anotando todas las variables que podrían afectar tu piel—como los cambios estacionales, los cambios ambientales y las fluctuaciones hormonales. Este nivel de seguimiento te ayudará a detectar patrones sutiles.
- A estas alturas, ya deberías tener una **rutina bien establecida y personalizada**. Enfócate en refinarla probando nuevos ingredientes de manera reflexiva, en lugar de perseguir cada nueva tendencia. Tu rutina también debe permanecer flexible y adaptable a medida que tu piel cambia.

- Hojea los **Capítulos 5–8** para llenar cualquier vacío de conocimiento. Presta especial atención a algunos conceptos clave como:
    - Hidratación de la piel en múltiples capas
    - El microbioma de la piel y el papel de los ingredientes fermentados
    - Cómo funciona la barrera cutánea y cómo protegerla
- Lee el **Capítulo 9** para obtener información sobre estos potentes ingredientes comúnmente utilizados en las formulaciones asiáticas para el cuidado de la piel.
- No te pierdas el **Capítulo 10**, que cubre la dieta y el bienestar interior. Este tema podría llenar un libro entero por sí sólo, y ampliar tus conocimientos, pues con este capítulo se mejorarán enormemente tus resultados generales.
- Explora los **Capítulos Extras I y II**, que son inmersiones científicas profundas en dos conceptos importantes, **Capítulo Extra I** para una explicación más profunda de la salud de la barrera cutánea y la ciencia detrás del cuidado de la piel con probióticos, **Capítulo Extra II** para los extractos fermentados en las formulaciones para el cuidado de la piel y por qué pueden ser tan transformadores.

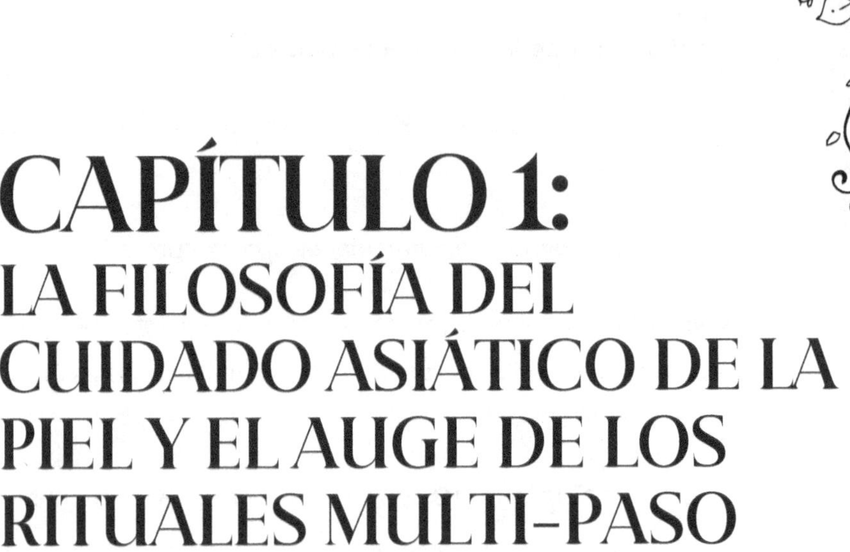

CAPÍTULO 1: LA FILOSOFÍA DEL CUIDADO ASIÁTICO DE LA PIEL Y EL AUGE DE LOS RITUALES MULTI-PASO

Los Fundamentos de la Sabiduría en la Belleza Asiática

La filosofía asiática del cuidado de la piel representa miles de años de sabiduría acumulada sobre la salud de la piel, la belleza y el bienestar. En lugar de enfocarse en soluciones rápidas y transformaciones dramáticas, las tradiciones asiáticas de belleza enfatizan la paciencia, la constancia y el entendimiento de que la verdadera belleza emerge del cuidado sostenido y la atención al detalle. Esta base filosófica ha moldeado el cuidado de la piel en el Asia moderna, dando como resultado un sistema sofisticado que prioriza la salud de la piel sobre el realce cosmético temporal.

El principio central que subyace al cuidado asiático de la piel es el concepto de prevención sobre corrección. Este enfoque reconoce que mantener una piel saludable es mucho más efectivo y sostenible que intentar revertir el daño después de que ha ocurrido. Esta mentalidad preventiva influye en cada aspecto del cuidado asiático de la piel, desde las formulaciones suaves que evitan despojar la barrera protectora natural de la piel hasta el énfasis en la protección solar diaria que previene el fotoenvejecimiento antes de que comience.

Central a esta filosofía es el entendimiento de que la salud de la piel está interconectada con el bienestar general. La medicina tradicional asiática ha reconocido durante mucho tiempo a la piel como un reflejo de la salud interna, y esta perspectiva holística continúa influyendo en el cuidado de la piel en el Asia moderna. El énfasis en la hidratación, por ejemplo, proviene del entendimiento de que la piel bien hidratada es más resistente, con una mejor capacidad de repararse a sí misma y naturalmente más radiante. Esta es la razón por la cual las rutinas de cuidado asiático de la piel a menudo incluyen múltiples pasos hidratantes, cada uno diseñado para entregar humedad a diferentes capas de la piel.

La Ciencia del Cuidado Suave

El enfoque asiático del cuidado de la piel es fundamentalmente suave, pero esta suavidad no es sinónimo de ineficacia. En cambio, refleja un entendimiento sofisticado de la biología de la piel y el reconocimiento de que la piel responde mejor a la estimulación constante y suave que a tratamientos agresivos que pueden interrumpir sus funciones naturales. Este principio está respaldado por extensas investigaciones que demuestran que es crucial mantener la función de la barrera de la piel para la salud general de esta [2].

La barrera cutánea, compuesta principalmente por lípidos y proteínas en el estrato córneo, sirve como la primera línea de defensa del cuerpo contra los factores estresantes ambientales (radiación UV, contaminación, climas muy húmedos o muy secos, etc.) mientras previene la pérdida de agua. Las formulaciones asiáticas del cuidado de la piel están específicamente diseñadas para apoyar y fortalecer esta barrera en lugar de comprometerla. Lo cual se logra a través del uso de ingredientes como ceramidas, que ayudan a restaurar los lípidos de la barrera, o el ácido hialurónico, que proporciona beneficios de hidratación tanto inmediatos como a largo plazo.

La investigación ha demostrado que los enfoques suaves del cuidado de la piel son particularmente beneficiosos para tipos de piel sensibles y reactivos. Un estudio publicado en el Journal of Clinical and Aesthetic Dermatology encontró que los pacientes que usaron productos suaves de cuidado de la piel que apoyan la barrera mostraron mejoras significativas en la hidratación de la piel, irritación reducida y una apariencia en general mejorada, en comparación con aquellos que usaron formulaciones más agresivas [3].

La Revolución Multi-Paso

La famosa rutina de cuidado de la piel multi-paso proviene de principios científicos sólidos en lugar de publicidad exagerada. Cada paso en una rutina integral sirve un propósito específico, y la técnica de aplicación en capas permite la entrada de múltiples ingredientes activos de una manera que maximiza su efectividad mientras minimiza la irritación potencial.

La rutina tradicional puede incluir de siete a doce pasos, aunque las interpretaciones modernas a menudo simplifican esto a un número más manejable de cinco a ocho pasos. La clave es entender que cada paso se basa en el anterior, creando un efecto sinérgico que mejora la eficacia general de la rutina. Este enfoque de aplicación en capas se basa en el principio de aplicar productos de la consistencia más delgada a la más espesa, permitiendo que cada capa penetre efectivamente antes de que se aplique la siguiente.

El enfoque multi-paso también permite la personalización basada en las necesidades individuales de la piel y las preocupaciones. En lugar de depender de un solo producto para abordar múltiples problemas, el método usa tratamientos dirigidos que pueden ajustarse basándose en cambios estacionales, condición de la piel o preocupaciones específicas. Esta flexibilidad es una de las razones por las que el cuidado de la piel al estilo asiático ha demostrado ser tan adaptable a través de diferentes culturas y tipos de piel.

Ritualización y Atención Plena

Además de los beneficios prácticos, la rutina multi-paso sirve una función psicológica importante al crear un enfoque ritualizado del autocuidado. El tiempo y la atención requeridos para una rutina integral de cuidado de la piel pueden servir como una forma de práctica de atención plena, proporcionando una oportunidad diaria para desacelerar y enfocarse en el bienestar personal. Este aspecto de la filosofía asiática del cuidado de la piel reconoce que el acto de cuidar la piel puede ser tan importante como los productos mismos.

La investigación en psicología ha mostrado que los comportamientos ritualizados pueden reducir la ansiedad, aumentar los sentimientos de control y mejorar el bienestar general. La rutina asiática de cuidado de la piel, con su énfasis en la aplicación cuidadosa y la atención al detalle, puede servir como una forma de meditación que ayuda a los practicantes a comenzar y terminar su día con intención y autocuidado. Este beneficio psicológico puede contribuir a la efectividad general del cuidado de la piel al reducir el estrés, que se sabe que impacta negativamente la salud de la piel [4].

El aspecto ritualístico del cuidado de la piel también enfatiza la importancia de la constancia. En lugar de ver el cuidado de la piel como una tarea o una solución rápida, el enfoque asiático lo enmarca como una inversión en la salud y belleza a largo plazo. Esta perspectiva alienta a los practicantes a mantener sus rutinas incluso cuando los resultados inmediatos no son visibles, entendiendo que los beneficios del cuidado constante se acumulan con el tiempo.

El Enfoque Holístico de la Belleza

La filosofía del cuidado de la piel asiático se extiende más allá de los tratamientos tópicos para abarcar factores de estilo de vida que influyen en la salud de la piel. Este enfoque holístico reconoce que la dieta, el sueño, el manejo del estrés y los factores ambientales juegan papeles cruciales en la apariencia y salud de la piel. Esta perspectiva integral distingue al cuidado de la piel asiático de enfoques que se centran únicamente en tratamientos externos.

El énfasis en la hidratación, por ejemplo, se extiende a la hidratación interna a través de la ingesta adecuada de agua y el consumo de alimentos hidratantes. La cocina tradicional asiática incluye muchos ingredientes que apoyan la salud de la piel, como alimentos fermentados que promueven la salud intestinal (que se reconoce cada vez más su importancia en la salud de la piel), y vegetales ricos en antioxidantes que ayudan a combatir el estrés oxidativo [5].

El sueño es otro componente crucial de la belleza. El concepto de "sueño de belleza" se toma en serio en la cultura asiática, con el reconocimiento de que los procesos de reparación y regeneración de la piel son más activos durante el sueño. Este entendimiento ha influido en el desarrollo de tratamientos nocturnos y mascarillas para dormir que trabajan en armonía con los ritmos circadianos naturales de la piel.

El Futuro de la Filosofía en la Belleza Asiática

Mientras miramos hacia el futuro del cuidado de la piel, la filosofía asiática del cuidado suave y constante parece cada vez más relevante. La creciente conciencia sobre la importancia de la salud de la barrera cutánea, el reconocimiento del cuidado de la piel como autocuidado y el deseo de prácticas de belleza sostenibles se alinean todos con los enfoques tradicionales del cuidado de la piel.

La integración de la tecnología en el cuidado de la piel, desde el análisis de esta impulsada por IA hasta formulaciones personalizadas, representa la próxima evolución de esta filosofía. Estas innovaciones mantienen los principios centrales del cuidado individualizado y la prevención mientras aprovechan herramientas modernas para mejorar la efectividad y accesibilidad.

Por tanto, el enfoque asiático del cuidado de la piel ofrece una alternativa convincente a la mentalidad de solución rápida que ha dominado gran parte de la industria de la belleza. Al enfatizar la paciencia, la constancia y el cuidado holístico, la filosofía asiática del cuidado de la piel proporciona un marco para lograr no sólo una piel de mejor apariencia, sino un enfoque más consciente y sostenible de la belleza y el autocuidado. Mientras esta filosofía continúa influyendo en los estándares globales de belleza, ofrece la promesa de un enfoque más reflexivo y efectivo del cuidado de la piel que honra tanto la sabiduría tradicional como el entendimiento científico moderno.

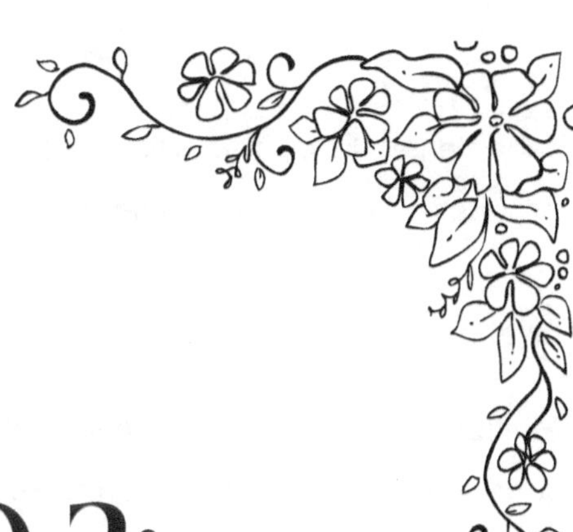

CAPÍTULO 2: RUTINA PARA PRINCIPIANTES: *Simplificando lo Esencial*

Comenzando tu Viaje del Cuidado de la Piel

Embarcarse en un viaje de cuidado de la piel puede ser abrumador, especialmente cuando se enfrenta a la perspectiva de una rutina complicada y una variedad de productos desconocidos. Sin embargo, la belleza del cuidado de la piel no radica en su complejidad, sino en su adaptabilidad y enfoque en la salud de la piel. Para principiantes, la clave es comenzar simple y construir gradualmente, permitiendo que tu piel se ajuste mientras aprendes qué funciona mejor para tus necesidades únicas.

El enfoque para principiantes del cuidado de la piel debe centrarse en establecer los hábitos fundamentales que forman la base de una piel saludable: limpieza suave, hidratación adecuada y protección solar consistente. Estos tres pilares, cuando se ejecuta apropiadamente con productos de calidad, pueden entregar resultados notables y proporcionar la base para una rutina más elaborada a medida que tu conocimiento y nivel de comodidad crecen.

Múltiples investigaciones muestran consistentemente que la constancia supera a la complejidad cuando se trata de la efectividad del cuidado de la piel. Un estudio publicado en el International Journal of Cosmetic Science encontró que los participantes que mantuvieron una rutina simple y constante durante doce semanas mostraron mayores mejoras en la hidratación de la piel, textura y apariencia general comparado con aquellos que usaron más productos de manera inconsistente. Este hallazgo valida la filosofía de que el cuidado regular y suave produce resultados superiores a los tratamientos intensivos esporádicos.

Los 3 Pasos Esenciales

La rutina más básica del cuidado asiático de la piel consiste en tres pasos fundamentales: limpiar, hidratar y proteger. Este enfoque simplificado captura la esencia de la filosofía asiática del cuidado de la piel mientras permanece manejable para principiantes y aquellos con estilos de vida ocupados. Cada paso sirve una función crucial en mantener la salud de la piel y puede expandirse a medida que tu rutina evoluciona.

Paso 1: Limpieza Suave

La limpieza forma la base de cualquier rutina efectiva de cuidado de la piel, ya que remueve impurezas, exceso de grasa y contaminantes ambientales que pueden obstruir los poros e interferir con la absorción de productos subsecuentes. La filosofía asiática de limpieza enfatiza la suavidad y minuciosidad, evitando el frotado áspero o formulaciones agresivas que pueden dañar la barrera cutánea.

Si eres principiante, un sólo limpiador de alta calidad que se adapte a tu tipo de piel es suficiente. Busca formulaciones con un pH entre 4.5-6.5, que se alineen con el manto ácido natural de la piel y ayude a mantener la función de barrera. Ingredientes como glicerina, ácido hialurónico y ceramidas en limpiadores proporcionan beneficios adicionales de hidratación, mientras que evitar sulfatos y otros detergentes ásperos ayuda a prevenir la irritación.

El proceso de limpieza debe ser minucioso pero suave. Pasa al menos 60 segundos masajeando el limpiador en la piel húmeda, prestando atención particular a áreas donde el maquillaje, protector solar o grasa tienden a acumularse. Este tiempo extendido de limpieza asegura la remoción completa de impurezas mientras proporciona un masaje suave que estimula la circulación y promueve la relajación.

Paso 2: Hidratación

La hidratación es la piedra angular del cuidado asiático de la piel, reflejando el entendimiento de que la piel bien hidratada es más resistente, parece más joven y funciona mejor. Para principiantes, este paso puede lograrse con una sola crema hidratante bien formulada que proporcione beneficios de hidratación tanto inmediatos como a largo plazo.

La crema hidratante ideal para principiantes debe contener humectantes como ácido hialurónico o glicerina para atraer humedad a la piel, emolientes como escualano o ceramidas para suavizar y ablandar, y oclusivos como dimeticona o petrolato para prevenir la pérdida de agua. Esta combinación asegura hidratación integral que aborda múltiples aspectos de la humedad de la piel.

La técnica de aplicación es crucial para maximizar los beneficios de la hidratación. Aplica la crema hidratante en piel ligeramente húmeda, ya que esto ayuda a atrapar humedad adicional y mejora la absorción. Usa movimientos suaves hacia arriba, comenzando desde el centro de la cara y poco a poco dirígete hacia afuera, y no olvides áreas a menudo descuidadas como el cuello y alrededor de los ojos.

Paso 3: Protección Solar

La protección solar diaria es quizás el paso más importante en cualquier rutina de cuidado de la piel, ya que la exposición UV es la causa principal del envejecimiento prematuro y daño cutáneo. Si eres principiante, elige un protector solar de amplio espectro con al menos SPF 30 que se sienta cómodo en tu piel. Los protectores solares asiáticos a menudo incorporan ingredientes hidratantes como ácido hialurónico o niacinamida, proporcionando beneficios de cuidado de la piel más allá de la protección UV. La clave es encontrar una fórmula que disfrutes usar, ya que el mejor protector solar es el que aplicarás constantemente todos los días.

Expandiendo Más Allá de la Rutina de 3 Pasos

Una vez que hayas dominado la base de tres pasos y tu piel se haya ajustado a la rutina (típicamente después de 4-6 semanas), puedes considerar agregar de uno a dos pasos adicionales que proporcionen beneficios mejorados: una esencia de tratamiento y un suero dirigido. Esta expansión apunta a agregar 1-2 ingredientes activos para abordar cualquier preocupación particular. El objetivo es mantener la simplicidad mientras introduces el concepto de aplicación en capas que es central en el cuidado de la piel al estilo asiático.

Paso 2.5: Esencia de Tratamiento

Una esencia de tratamiento es un producto ligero y acuoso que proporciona una capa adicional de hidratación mientras entrega ingredientes activos a la piel. Las esencias se aplican después de la limpieza pero antes de la crema hidratante, y ayudan a preparar la piel para absorber mejor los productos subsecuentes. Para principiantes, busca esencias que contengan ingredientes fermentados como galactomyces o bifida ferment lysate, que proporcionan beneficios suaves de exfoliación e hidratación.

La aplicación de la esencia introduce la técnica de "dar palmaditas" a los productos en la piel en lugar de frotar. Vierte una pequeña cantidad en tus palmas y suavemente da palmaditas en la piel de todo tu rostro, permitiendo que cada capa se absorba antes de aplicar el siguiente producto. Esta técnica maximiza la absorción mientras proporciona un masaje suave que estimula la circulación.

Paso 3.5: Suero Dirigido

Un suero te permite abordar preocupaciones específicas de la piel con ingredientes activos concentrados. Para el caso de los principiantes, la niacinamida es una excelente opción ya que proporciona múltiples beneficios incluyendo refinamiento de poros, control de grasa y efectos iluminadores, además que es bien tolerada por la mayoría de tipos de piel. Comienza con una concentración baja (2-5%) y úsala cada dos días inicialmente para permitir que tu piel se ajuste.

La aplicación de suero sigue la misma técnica de palmaditas usada para esencias. Aplica unas gotas en la piel, da palmaditas suavemente para distribuir, y permite la absorción completa antes de proceder a la crema hidratante. La clave es la paciencia—apurar el proceso de aplicación puede reducir la efectividad y aumentar el riesgo de formación de bolitas o irritación.

Adaptando para Diferentes Tipos de Piel

Mientras que la estructura básica de la rutina permanece estable, la selección de productos y técnicas de aplicación pueden modificarse para abordar necesidades específicas.

Para Piel Grasa y Propensa al Acné

La piel grasa se beneficia de formulaciones ligeras y no comedogénicas que proporcionan hidratación sin agregar exceso de grasa. Busca limpiadores en gel con ácido salicílico o aceite de árbol de té, esencias y sueros a base agua, y cremas hidratantes libres de aceite combinado con niacinamida u óxido de zinc. La clave es mantener la hidratación mientras controlas la producción excesiva de grasa, ya que la piel grasa deshidratada a menudo produce más grasa para compensar.

Contrario a la creencia popular, la piel grasa aún necesita crema hidratante. Saltar este paso puede llevar a un aumento en la producción de grasa y daño de la barrera. Elige formulaciones ligeras en gel que se absorban rápidamente y no dejen un residuo grasoso. Ingredientes como ácido hialurónico y niacinamida son particularmente beneficiosos para tipos de piel grasa.

Para Piel Seca y Sensible

La piel seca y sensible requiere formulaciones suaves y nutritivas que fortalezcan la barrera cutánea mientras proporcionan hidratación intensa. Busca limpiadores en crema con ceramidas o glicerina, esencias con ingredientes fermentados, y cremas hidratantes ricas con péptidos o extractos botánicos. Evita productos con altas concentraciones de ácidos o alcohol, que pueden exacerbar la sensibilidad.

Para piel sensible, introduce nuevos productos uno a la vez y haz pruebas de parche antes de la aplicación completa. Comienza con la rutina más básica y agrega productos lentamente, permitiendo al menos dos semanas entre adiciones para monitorear cualquier reacción adversa. El objetivo es construir tolerancia gradualmente mientras proporcionas el cuidado suave que la piel sensible requiere.

Para Piel Mixta

La piel mixta presenta desafíos únicos, ya que diferentes áreas de la cara tienen diferentes necesidades. La zona T (frente, nariz y barbilla) tiende a ser más grasa, mientras que las mejillas y área de los ojos pueden ser normales a secas. El enfoque de aplicación en capas del cuidado asiático de la piel es particularmente beneficioso para la piel mixta, ya que permite el tratamiento dirigido de diferentes áreas.

Considera usar diferentes productos en diferentes áreas de tu cara, o ajusta la cantidad de producto aplicado a cada área. Por ejemplo, usa un toque más ligero con la crema hidratante en la zona T mientras aplicas más generosamente a áreas más secas. Este enfoque personalizado asegura que cada área de tu cara reciba el cuidado apropiado.

Para Piel Rica en Melanina

La piel rica en melanina tiene características y preocupaciones únicas que deben considerarse al desarrollar una rutina de cuidado de la piel. Mientras que la melanina proporciona protección natural contra el daño UV, también hace que la piel sea más propensa a la hiperpigmentación postinflamatoria. El enfoque asiático suave del cuidado de la piel es particularmente beneficioso para la piel rica en melanina, ya que los tratamientos ásperos pueden desencadenar inflamación y generar o empeorar problemas de pigmentación.

Enfócate en productos suaves e hidratantes que apoyen la función de barrera e incluyen ingredientes como niacinamida, vitamina C y arbutina que ayudan a prevenir y desvanecer la hiperpigmentación. Evita productos con altas concentraciones de ácidos o exfoliantes agresivos, que pueden causar irritación y llevar a hiperpigmentación post-inflamatoria.

Construyendo Hábitos Saludables

El éxito con el cuidado de la piel depende tanto del desarrollo de hábitos saludables como de la selección de productos. La constancia es crucial—es mejor hacer una rutina simple todos los días que una compleja esporádicamente. Establece expectativas realistas y entiende que las mejoras visibles típicamente toman de seis a doce semanas de uso constante.

Crea una rutina que se adapte a tu estilo de vida y horario. Si las mañanas son apresuradas, enfócate en una rutina rápida pero efectiva que incluya limpieza, hidratación y protección solar. Guarda tratamientos más elaborados para las noches cuando tengas más tiempo para disfrutar el proceso. La clave es hacer del cuidado de la piel una parte sostenible de tu vida diaria en lugar de una carga [6].

Mantén un diario de cuidado de la piel para rastrear tu progreso e identificar qué funciona mejor para tu piel. Anota cualquier cambio en la condición de la piel, nuevos productos introducidos y factores ambientales que podrían afectar tu piel. Este registro te ayudará a tomar decisiones informadas sobre tu rutina e identificar patrones que podrían no ser inmediatamente obvios.

Errores Comunes de Principiantes a Evitar

Entender las trampas comunes puede ayudar a los principiantes a evitar contratiempos y lograr mejores resultados. Uno de los errores más frecuentes es introducir demasiados productos muy rápido, lo que puede abrumar la piel y hacer difícil identificar qué está funcionando o causando problemas. Comienza lentamente y ten paciencia con el proceso.

Otro error común es esperar resultados inmediatos. El cuidado de la piel se trata de la salud de la piel a largo plazo en lugar de soluciones rápidas. Mientras que algunos beneficios como la hidratación mejorada pueden ser notables en días, mejoras significativas en textura, tono y apariencia general típicamente toman varias semanas a meses de uso constante.

La limpieza excesiva es otro error frecuente, particularmente entre aquellos que hacen la transición desde rutinas occidentales de cuidado de la piel. El enfoque asiático enfatiza la limpieza suave y minuciosa en lugar del frotado agresivo. Evita la tentación de limpiar más frecuentemente o vigorosamente si estás experimentando brotes, ya que esto puede empeorar el problema al dañar la barrera cutánea.

La Importancia de la Paciencia y la Observación

El cuidado asiático de la piel nos enseña el valor de la paciencia y la observación cuidadosa. Las necesidades de tu piel cambiarán basándose en factores como la estación del año, el estrés, las hormonas y la edad, lo que significa que tu rutina debe evolucionar en consecuencia. Presta atención a cómo se siente y se ve tu piel, y ajusta tu rutina según sea necesario.

Aprende a distinguir entre purga (un aumento temporal en brotes mientras los ingredientes activos aceleran la renovación celular) e irritación genuina. La purga típicamente ocurre en áreas donde normalmente tienes brotes y debe mejorar dentro de cuatro a seis semanas. La irritación verdadera, caracterizada por enrojecimiento, ardor o brotes en nuevas áreas, indica que un producto debe descontinuarse.

Recuerda que el cuidado de la piel es un viaje, no un destino. El objetivo no es la perfección sino una piel saludable y resistente que se vea y sienta lo mejor posible. Abraza el proceso de aprender sobre tu piel y disfruta el ritual diario de autocuidado que el cuidado asiático de la piel proporciona. Con paciencia, constancia y los productos correctos, desarrollarás una rutina que no solo mejore tu piel sino que también proporcione un momento de atención plena y autocuidado en tu vida diaria.

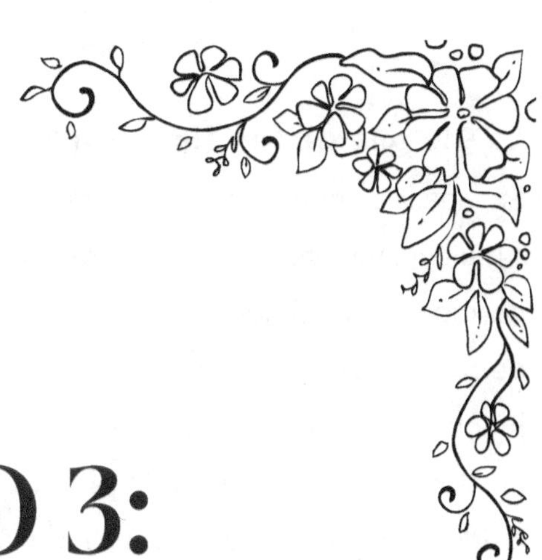

CAPÍTULO 3: ENTENDIENDO TU PIEL

Los Fundamentos del Cuidado Personalizado de la Piel

Entender tu piel es fundamental para un cuidado eficaz. Muchas personas tienen ideas erróneas sobre su tipo de piel, lo que lleva a elegir productos inadecuados y rutinas ineficaces. La filosofía asiática del cuidado de la piel enfatiza la importancia de conocer a fondo tu piel: su tipo, condición, sensibilidades y características únicas, como base para crear una rutina personalizada que ofrece resultados óptimos.

La complejidad de la piel va mucho más allá de las categorías tradicionales de grasa, seca, mixta y sensible. La comprensión dermatológica moderna reconoce que la piel es un órgano dinámico que cambia en respuesta a factores internos como las hormonas, el estrés y la edad, así como a factores externos como el clima, la contaminación y el estilo de vida. Esta naturaleza dinámica significa que comprender la piel es un proceso continuo, no una evaluación única [7].

La Ciencia de los Tipos de Piel

El análisis contemporáneo de la piel considera múltiples factores simultáneamente, como la producción de sebo controlada por las hormonas y la genética, lo cual afecta la apariencia y genera la sensación de grasa o sequedad de la piel. El contenido de agua, influenciado por la función de la barrera cutánea y los factores ambientales, determina los niveles de hidratación de la piel. La sensibilidad, que puede ser genética o adquirida, afecta la respuesta de la piel a los ingredientes activos y a los factores ambientales estresantes. Comprender estos factores individualmente y en conjunto proporciona una visión más completa de las necesidades de la piel.

El enfoque asiático del análisis de la piel también considera la función de barrera de la piel, la cual desempeña un papel crucial en la salud general de esta. Una barrera protectora deteriorada puede hacer que incluso la piel normal parezca sensible o reactiva, mientras que una barrera protectora sana puede ayudar a que la piel grasa luzca más equilibrada. Esta comprensión ha impulsado el énfasis asiático en ingredientes que fortalecen la barrera protectora y fórmulas suaves que actúen con las funciones naturales de la piel en lugar de contrariarlas.

Identificando tu Verdadero Tipo de Piel

La identificación precisa del tipo de piel requiere una observación cuidadosa a lo largo del tiempo, en lugar de una sola evaluación. El método más fiable consiste en observar el comportamiento de la piel en su estado natural, sin la influencia de productos que puedan enmascarar o alterar sus características. Este proceso, a veces llamado "bare-faced test", consiste en limpiar la piel con un limpiador suave con pH equilibrado y observar su comportamiento durante las siguientes horas sin aplicar ningún producto [8].

Características de la Piel Normal

La piel normal, también llamada piel equilibrada, produce cantidades moderadas de sebo y mantiene un buen nivel de hidratación de forma natural. Tiene una textura suave, poros pequeños y rara vez presenta sensibilidad o brotes. La piel se siente cómoda durante todo el día sin volverse excesivamente grasa ni tirante. La piel normal suele tener un brillo saludable y se recupera rápidamente de irritaciones menores o agresiones ambientales.

Las personas con piel normal a menudo subestiman la importancia de una rutina de cuidado de la piel constante, asumiendo que su piel mantendrá su equilibrio de forma natural. Sin embargo, la piel normal se beneficia de una limpieza, hidratación y protección solar adecuadas para mantener su estado saludable y prevenir problemas futuros. El objetivo de la piel normal es el mantenimiento y la prevención, más que la corrección.

Características de la Piel Grasa

La piel grasa se caracteriza por el aumento de la producción de sebo, particularmente en la zona T (frente, nariz y barbilla). Este tipo de piel suele tener poros más visibles, y una mayor tendencia hacia el acné y los puntos negros. La piel suele lucir brillante, especialmente al mediodía, y el maquillaje puede no durar tanto debido al exceso de producción de grasa.

Sin embargo, es importante distinguir entre la piel verdaderamente grasa y la piel que parece grasa debido a la deshidratación. La piel deshidratada suele producir un exceso de grasa para compensar la falta de agua, lo que da lugar a una apariencia grasa que, en realidad, es un síntoma de hidratación insuficiente. Esta distinción es crucial para elegir los tratamientos adecuados, ya que la piel deshidratada necesita hidratación más que control de la grasa [9].

Características de la Piel Seca

La piel seca resulta de la producción disminuida de sebo y/o función de barrera cutánea comprometida que lleva a una mayor pérdida de agua transepidérmica (TEWL). Este tipo de piel puede sentirse tirante, especialmente después de la limpieza, y puede verse escamosa o áspera. Los poros suelen ser pequeños y apenas visibles, pero la piel puede mostrar signos de envejecimiento prematuro debido a la falta de aceites naturales e hidratación.

Asimismo, la piel seca puede ser por cuestiones genéticas o adquirida debido a factores como la edad, el clima o productos agresivos para el cuidado de la piel. Comprender la causa ayuda a determinar el tratamiento más eficaz. La piel naturalmente seca requiere un cuidado continuo con productos nutritivos, mientras que la sequedad adquirida puede mejorar con la reparación de la barrera cutánea y prácticas de cuidado más suaves.

Características de la Piel Mixta

La piel mixta presenta diferentes características en diferentes áreas de la cara, típicamente con una zona T más grasa y mejillas normales a secas. Este tipo de piel requiere un enfoque matizado que puede involucrar usar diferentes productos en diferentes áreas o ajustar la aplicación de productos basándose en las necesidades de cada zona.

El enfoque de aplicación en capas del cuidado asiático de la piel es particularmente beneficioso para la piel mixta, ya que permite el tratamiento dirigido de diferentes áreas mientras mantiene la armonía general en la rutina. Comprender las necesidades específicas de cada zona del rostro permite un tratamiento más específico y eficaz.

Características de la Piel Sensible

La piel sensible se caracteriza por reactividad aumentada a productos, factores ambientales o estrés físico. Esto puede manifestarse como enrojecimiento, ardor, picazón o irritación. La piel sensible a menudo tiene una función de barrera comprometida, haciéndola más susceptible a irritantes y alérgenos. La piel sensible puede presentarse en combinación con cualquier otro tipo de piel, lo que añade una capa adicional de complejidad a la selección de productos para el cuidado de la piel.

La sensibilidad puede ser constitucional (genética) o adquirida a través de factores como el uso excesivo de productos, exposición ambiental o condiciones médicas subyacentes. Entre los desencadenantes comunes se incluyen fragancias, aceites esenciales, altas concentraciones de ácidos, alcohol y ciertos conservantes. El énfasis de los productos asiáticos para el cuidado de la piel en fórmulas suaves y minimalistas los hace especialmente adecuados para pieles sensibles [10].

La Prueba de Papel Secante (Blot Paper Test)

Determinar tu tipo de piel requiere observación cuidadosa durante un período de tiempo, preferiblemente cuando tu piel está en su estado "base" sin la influencia de productos nuevos o factores estresantes ambientales.

Después de limpiar tu cara y esperar 2-3 horas sin aplicar productos, presiona suavemente un papel secante limpio en diferentes áreas de tu cara: frente, nariz, barbilla y mejillas. Examina el papel para detectar aceite:

- **Piel grasa**: Aceite significativo en todas las áreas
- **Piel seca**: Poco o nada de aceite en todas las áreas
- **Piel mixta**: Aceite en la zona T, mínimo en las mejillas
- **Piel normal**: Aceite ligero en la zona T, mínimo en otros lugares

Observación de Síntomas

Además de la producción de aceite, observa otros indicadores:

- **Tamaño de poros**: Los poros más grandes típicamente indican piel más grasa
- **Textura**: La piel áspera o descamativa sugiere sequedad o deshidratación
- **Reactividad**: El enrojecimiento o irritación frecuentes indican sensibilidad
- **Apariencia**: La piel opaca puede indicar deshidratación o acumulación de células muertas

Factores que Influyen en la Evaluación

Varios factores pueden afectar temporalmente las características de tu piel:

- **Clima**: La humedad aumenta la apariencia de grasa; el aire seco exacerba la sequedad
- **Hormonas**: Las fluctuaciones menstruales, estrés y edad afectan la producción de sebo

- **Productos**: Los ingredientes activos pueden alterar temporalmente el comportamiento de la piel
- **Estación**: La piel puede comportarse diferentemente en verano o en invierno

Para una evaluación precisa, observa tu piel durante varias semanas bajo diferentes condiciones. Mantén un diario de piel anotando cómo se ve y se siente tu piel en diferentes momentos del día y bajo varias circunstancias.

Evaluación Profesional

Para un análisis más completo, considera una consulta con un dermatólogo o esteticista calificado. Los profesionales pueden usar herramientas especializadas como:

- **Análisis de sebum**: Mide la producción de aceite con precisión
- **Medición de hidratación**: Evalúa los niveles de agua en la piel
- **Análisis de pH**: Determina el equilibrio ácido de la piel
- **Evaluación de barrera**: Mide la pérdida de agua transepidérmica
- **Análisis de pigmentación**: Identifica daño UV y problemas de pigmentación

Estas evaluaciones pueden proporcionar información valiosa que no es aparente a través de la observación visual sola, particularmente para identificar problemas subyacentes que podrían afectar la efectividad del cuidado de la piel.

El Papel de las Hormonas en el Comportamiento de la Piel

Las fluctuaciones hormonales afectan significativamente el comportamiento de la piel, y comprender estos patrones ayuda a predecir y gestionar los cambios. Las mujeres pueden notar que su piel se vuelve más grasa o más propensa a brotes durante ciertas fases de su ciclo menstrual, mientras que el embarazo, la menopausia y otros cambios hormonales pueden alterar drásticamente las características de la piel [11].

Un enfoque suave y adaptable es especialmente beneficioso para gestionar los cambios hormonales de la piel. En lugar de utilizar tratamientos agresivos que podrían contrarrestar las fluctuaciones hormonales, es importante apoyar a la piel durante estos cambios con un cuidado constante y suave que se pueda ajustar según sea necesario.

Las hormonas del estrés, como el cortisol, también afectan significativamente la salud de la piel, afectando desde la producción de grasa hasta la función de barrera y la capacidad de cicatrización. Usar el cuidado de la piel como autocuidado y alivio del estrés puede ayudar a abordar tanto los efectos directos del estrés en la piel como el estrés subyacente.

Creando tu Perfil de Piel

Desarrollar una comprensión integral de tu piel implica crear un perfil detallado que vaya más allá de la clasificación básica de tipos. Este perfil debe incluir tu tipo de piel, tus inquietudes específicas, tus niveles de sensibilidad, tus patrones hormonales, las variaciones estacionales y tu respuesta a diferentes ingredientes y factores ambientales.

Lleva un diario de tu piel para registrar patrones y cambios a lo largo del tiempo. Observa cómo responde tu piel a nuevos productos, cambios ambientales, estrés, modificaciones en la dieta y fluctuaciones hormonales. Esta información es invaluable para tomar decisiones informadas sobre tu rutina de cuidado de la piel e identificar qué funciona mejor para ella.

Recuerda que tu perfil de piel debe ser un documento vivo que evoluciona a medida que aprendes más sobre tu piel, la cual cambia con el tiempo; por ello, las reevaluaciones periódicas garantizan que tu rutina de cuidado siga siendo adecuada y eficaz a medida que tus necesidades cambian.

Para crear un perfil comprensivo de la piel, se debe incluir:

Características Base

- Tipo de piel primario (grasa, seca, mixta, normal)
- Nivel de sensibilidad
- Tono de piel y preocupaciones relacionadas
- Tendencias estacionales

Preocupaciones Actuales

- Problemas inmediatos (acné, sequedad, sensibilidad)
- Objetivos a largo plazo (anti-envejecimiento, iluminación, uniformidad de tono)
- Áreas problemáticas específicas

Factores Influyentes

- Patrones hormonales
- Factores de estilo de vida (estrés, dieta, sueño)

- Exposición ambiental
- Historial de productos

Respuestas a Ingredientes

- Ingredientes que han funcionado bien
- Ingredientes que han causado irritación
- % Concentraciones toleradas
- Métodos de aplicación preferidos

Este perfil sirve como una hoja de ruta para la selección de productos y el desarrollo de rutinas, y debe actualizarse regularmente a medida que tu piel cambia y evolucionas tu rutina.

La Importancia de la Orientación Profesional

Mientras que el auto-análisis es valioso, la orientación profesional puede proporcionar información que no es identificable a través de la observación personal. Los dermatólogos pueden identificar condiciones médicas subyacentes que afectan la piel, mientras que los esteticistas calificados pueden proporcionar análisis detallados de la piel y recomendaciones de productos.

Considera la consulta profesional si:

- Experimentas cambios súbitos en el comportamiento de la piel
- Tienes preocupaciones persistentes que no responden al cuidado en casa
- Estás considerando tratamientos más agresivos

- Tienes condiciones de piel específicas que requieren manejo especializado

La combinación de autoconocimiento y orientación profesional proporciona la base más sólida para desarrollar una rutina efectiva y sostenible de cuidado de la piel que evoluciona con tus necesidades cambiantes. Comprender tu piel es un proceso continuo, no un destino. A medida que desarrolles esta comprensión, tendrás más confianza para tomar decisiones sobre el cuidado de la piel y serás más hábil para adaptar tu rutina a las necesidades cambiantes de tu piel.

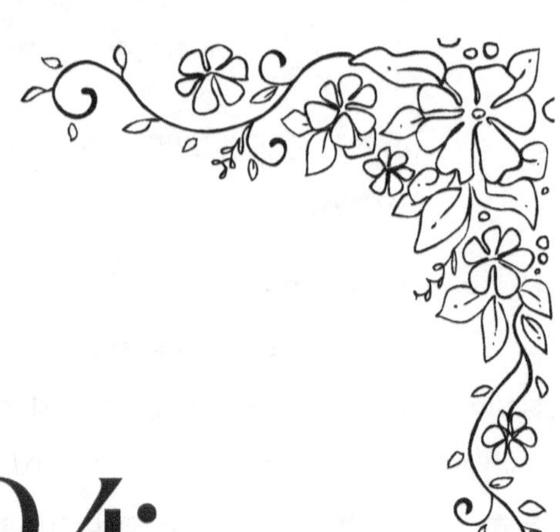

CAPÍTULO 4: LA ARQUITECTURA DE TU PIEL

Anatomía, Funciones y el Ecosistema Invisible

Los Fundamentos de la Belleza: Por Qué Importa la Ciencia de la Piel

Comprender la intrincada arquitectura de la piel humana es fundamental para un cuidado eficaz, especialmente dentro de la filosofía de belleza asiática, que prioriza trabajar con los procesos naturales de la piel, en lugar de contrariarlos. La piel, el órgano más grande del cuerpo, funciona como mucho más que una simple capa protectora: es un ecosistema complejo y dinámico que alberga billones de microorganismos beneficiosos, a la vez que mantiene sofisticadas funciones de barrera que determinan la salud y la apariencia general de la piel.

La investigación dermatológica moderna ha revolucionado nuestra comprensión de la estructura y la función de la piel, revelando que lo que vemos en la superficie representa sólo una fracción de los complejos procesos biológicos que ocurren en sus múltiples capas. El éxito del cuidado asiático de la piel se debe en gran medida al reconocimiento de estos procesos subyacentes, desarrollando fórmulas y técnicas que favorecen, en lugar de alterar, la arquitectura natural y el equilibrio microbiano de la piel [12].

La integración de la sabiduría tradicional asiática con la ciencia de la piel contemporánea ha creado un enfoque que respeta la complejidad de la piel y, al mismo tiempo, ofrece soluciones prácticas para mantener una salud cutánea óptima. Este capítulo explora la arquitectura fundamental de la piel humana, las funciones especializadas de cada capa y el extraordinario ecosistema microbiano que habita en nuestra piel, proporcionando la base científica necesaria para comprender por qué los métodos asiáticos de cuidado de la piel son tan eficaces en diversos tipos de piel y problemas.

La Maravilla Arquitectónica: Sistema de Tres Capas de la Piel

La piel humana es una maravilla de ingeniería biológica, consistiendo en tres capas distintas pero interconectadas que trabajan en armonía para proteger, regular y mantener el entorno interno del cuerpo. Cada capa posee características estructurales únicas y funciones especializadas que contribuyen a la salud y la apariencia general de la piel, creando un sistema complejo que requiere una cuidadosa consideración en cualquier enfoque eficaz para el cuidado de la piel.

La epidermis, la dermis y la hipodermis desempeñan un papel crucial en el mantenimiento de la integridad de la piel, y sus interacciones determinan desde la retención de humedad y la función de barrera hasta los patrones de envejecimiento y la respuesta a los tratamientos de cuidado de la piel. Comprender estas capas y sus funciones proporciona la base para tomar decisiones informadas sobre los ingredientes del cuidado de la piel, las técnicas de aplicación y la personalización de rutinas que se ajusten a los principios de belleza asiáticos.

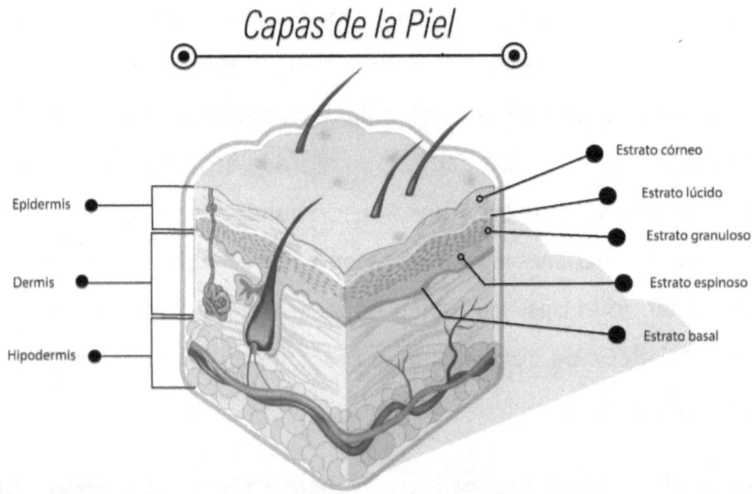

La Epidermis: Tu Primera Línea de Defensa

La epidermis es la capa más externa de la piel y sirve como la interfaz principal entre nuestro cuerpo y el ambiente externo. A pesar de ser relativamente delgada—típicamente sólo de 0,05-0,1 milímetros de grosor—la epidermis es responsable de muchas de las funciones protectoras más críticas de la piel. Entender la estructura y función de la epidermis es esencial para el cuidado efectivo de la piel, ya que es donde la mayoría de los productos tópicos ejercen sus efectos primarios.

Estructura y Organización Celular

La epidermis consta de cinco subcapas distintas, cada una de las cuales representa diferentes etapas de desarrollo celular y queratinización. La capa más profunda, el estrato basal, contiene queratinocitos en división activa que producen continuamente nuevas células cutáneas. Estas células comienzan su ascenso a través de la epidermis, experimentando cambios progresivos en su estructura y función a medida que migran hacia la superficie [13].

El estrato espinoso, o "capa espinosa", contiene queratinocitos conectados por desmosomas, creando una sólida red intercelular que proporciona integridad estructural. A medida que las células continúan su migración ascendente, entran en el estrato granuloso, donde comienzan a producir gránulos de queratohialina, que contienen proteínas esenciales para la función de barrera. El estrato lúcido está presente sólo en zonas de piel gruesa como las palmas de las manos y las plantas de los pies, proporciona protección adicional en zonas de alto estrés.

La capa más externa, el estrato córneo, está formada por queratinocitos aplanados y muertos, llamados corneocitos, incrustados en una matriz lipídica. Esta capa, a menudo comparada con una estructura de "ladrillo y cemento", proporciona la principal función de barrera que previene la pérdida de agua y protege contra las amenazas ambientales. El estrato córneo se renueva constantemente; la capa completa se reemplaza aproximadamente cada 28-30 días en adultos jóvenes sanos [14].

Función de la Barrera y Control de la Permeabilidad

La función más importante de la epidermis consiste en mantener la barrera de permeabilidad que regula la pérdida de agua y previene la entrada de sustancias nocivas. Esta función de barrera reside principalmente en el estrato córneo (capa externa de la piel), donde lípidos especializados, como las ceramidas, el colesterol y los ácidos grasos libres, crean una barrera hidrofóbica que retarda la pérdida transcutánea de agua, a la vez que mantiene la hidratación de la piel [15].

La función de barrera opera a través de múltiples mecanismos, incluyendo la estructura física de los corneocitos y los lípidos intercelulares, la composición química de los lípidos de barrera y la regulación de los procesos de descamación que controlan cómo se desprenden las células cutáneas muertas de la superficie. La alteración de cualquiera de estos mecanismos puede provocar una disfunción de la barrera, lo que resulta en mayor sensibilidad, sequedad y susceptibilidad a la irritación.

El énfasis de los productos asiáticos para el cuidado de la piel en la limpieza suave y el mantenimiento de la barrera cutánea refleja la comprensión de la delicada naturaleza de la función de barrera epidérmica. Los tratamientos agresivos que eliminan los lípidos naturales o alteran el equilibrio del pH pueden comprometer la integridad de la barrera, lo que genera una cascada de problemas que incluyen mayor inflamación, mayor penetración de irritantes y procesos de envejecimiento acelerados.

Células de Langerhans y Función Inmune

La epidermis también contiene células de Langerhans, que son células inmunes especializadas que sirven como centinelas, detectando y respondiendo a amenazas potenciales como alérgenos, irritantes y patógenos. Estas células dendríticas representan aproximadamente entre el 2% - 4% de las células epidérmicas y desempeñan un papel crucial en la respuesta inmunitaria innata y adaptativa.

La distribución y función de las células de Langerhans pueden verse afectadas por diversos factores, como la exposición UV, la edad y las prácticas de cuidado de la piel. La inflamación crónica o la alteración de la barrera cutánea pueden alterar la función de las células de Langerhans, lo que podría contribuir a una mayor sensibilidad o a una respuesta inmunitaria alterada. El uso de ingredientes anti-inflamatorios y tratamientos suaves ayuda a mantener una función óptima de las células de Langerhans [16].

Melanocitos y Pigmentación

Dispersos a lo largo de la capa basal de la epidermis están los melanocitos, células especializadas responsables de producir melanina, el pigmento que da color a la piel. Los melanocitos representan aproximadamente el 5% de las células epidérmicas, pero su función es crucial tanto para la protección UV como para la apariencia de la piel. Cada melanocito puede suministrar melanina a aproximadamente 30-40 queratinocitos circundantes a través de proyecciones especializadas llamadas dendritas.

El proceso de producción de melanina (melanogénesis) es un proceso complejo regulado por múltiples factores, incluyendo exposición UV, hormonas e inflamación. Comprender la melanogénesis es crucial para abordar los problemas de hiperpigmentación, especialmente en pieles ricas en melanina, donde la hiperpigmentación postinflamatoria es un problema común.

El enfoque de los productos asiáticos para el cuidado de la piel para el manejo de la pigmentación enfatiza la prevención mediante un cuidado delicado y una protección solar constante, reconociendo que la inflamación puede desencadenar una producción indeseada de melanina. Utiliza ingredientes iluminadores suaves que actúan con los procesos naturales de melanogénesis, en lugar de contrarrestarlos, debido a la función de los melanocitos epidérmicos.

Implicaciones para el Cuidado de la Piel

Entender la estructura y función de la epidermis tiene varias implicaciones prácticas para el cuidado de la piel:

1. **Importancia de la Función de Barrera**: Muchos problemas de la piel pueden rastrearse hasta la función de barrera comprometida. Los productos que apoyan la barrera—aquellos que contienen ceramidas, ácido hialurónico o ingredientes que mantienen el pH apropiado—son fundamentales para la salud de la piel.

2. **Renovación Celular**: Los ingredientes que promueven la renovación celular saludable, como ácidos suaves o enzimas, pueden mejorar la textura y apariencia de la piel. Sin embargo, estos deben usarse juiciosamente para evitar la sobre-exfoliación.

3. **Protección de Pigmentación**: Entender cómo funciona la melanogénesis ayuda a explicar por qué la prevención (a través de protección solar e ingredientes antiinflamatorios) es más efectiva que el tratamiento para problemas de pigmentación.

4. **Respeto por el pH**: Usar productos que mantengan el pH natural de la piel ayuda a preservar la función de barrera y prevenir la irritación.

La Dermis: Los Fundamentos Estructurales

La dermis, ubicada debajo de la epidermis, es significativamente más gruesa (típicamente de 1 a 4 milímetros) y sirve como el fundamento estructural de la piel. Esta capa es responsable de la fuerza, elasticidad y apariencia juvenil de la piel. Entender la dermis es crucial para entender el envejecimiento de la piel y cómo varios tratamientos anti-envejecimiento funcionan para mantener o restaurar la función dérmica.

Colágeno y Elastina: Las Proteínas Estructurales

La dermis se compone principalmente de fibras de colágeno y elastina incrustadas en una sustancia fundamental de glicosaminoglicanos y proteoglicanos. El colágeno, que representa aproximadamente el 70 % del peso seco dérmico, proporciona resistencia a la tracción e integridad estructural. El colágeno tipo I predomina en la dermis, con cantidades menores de colágeno tipo III, V y VII que contribuyen a funciones estructurales específicas.

Las fibras de elastina, que constituyen entre el 2% y el 4% del peso seco dérmico, proporcionan la elasticidad que permite que la piel recupere su forma original tras el estiramiento o la deformación. La disposición y la calidad de las fibras de elastina determinan la capacidad de la piel para mantener la firmeza y resistir la flacidez. Los cambios relacionados con la edad, tanto en el colágeno como en la elastina, contribuyen significativamente a los signos visibles del envejecimiento, como las arrugas, la pérdida de firmeza y la disminución de la resiliencia.

La síntesis y el mantenimiento del colágeno y la elastina dérmicos dependen de la actividad de los fibroblastos, que puede verse influenciada por diversos factores, como la exposición a los rayos UV, la inflamación, los cambios hormonales y el estado nutricional. El cuidado asiático de la piel generalmente prioriza ingredientes que favorecen la síntesis de colágeno, como péptidos, vitamina C y factores de crecimiento. También se prioriza el consumo de alimentos que facilitan la producción de colágeno, como pescado, huevos, caldo de huesos, etc. El consumo adecuado de vitamina C y zinc también es fundamental para la síntesis de colágeno.

Red Vascular y Suministro de Nutrientes

La dermis contiene una extensa red vascular organizada en plexos superficiales y profundos que suministran nutrientes tanto a las células dérmicas como a las epidérmicas. El plexo vascular superficial, ubicado justo debajo de la unión dermoepidérmica, proporciona nutrientes a la capa basal metabólicamente activa de la epidermis mediante difusión.

La regulación del flujo sanguíneo en los vasos dérmicos desempeña un papel crucial en la regulación de la temperatura, la cicatrización de heridas y la respuesta inflamatoria. Los factores que mejoran la circulación dérmica, como el masaje, ciertos ingredientes para el cuidado de la piel y el estilo de vida, pueden mejorar la absorción de nutrientes y favorecer la salud general de la piel. Resulta muy útil incorporar técnicas de masaje facial con la Gua-Sha e ingredientes que mejoran la circulación, como el ginseng. La creencia tradicional asiática es utilizar una piedra natural como el jade para la herramienta Gua-Sha, y se cree que el jade posee energías beneficiosas para el cuerpo humano. No existen estudios científicos que respalden estas afirmaciones tradicionales; cualquier material debería funcionar correctamente.

La red vascular dérmica también desempeña un papel importante en la absorción de ingredientes tópicos para el cuidado de la piel. Comprender la anatomía vascular ayuda a explicar por qué ciertas técnicas de aplicación y combinaciones de ingredientes pueden ser más efectivas.

Folículos Pilosos y Glándulas

La dermis alberga importantes estructuras apendiculares, como folículos pilosos, glándulas sebáceas y glándulas sudoríparas, que influyen significativamente en la función y la apariencia de la piel. Los folículos pilosos se extienden desde la epidermis hasta la dermis, y las glándulas sebáceas asociadas producen sebo, que contribuye a la función de barrera cutánea y a la protección antimicrobiana.

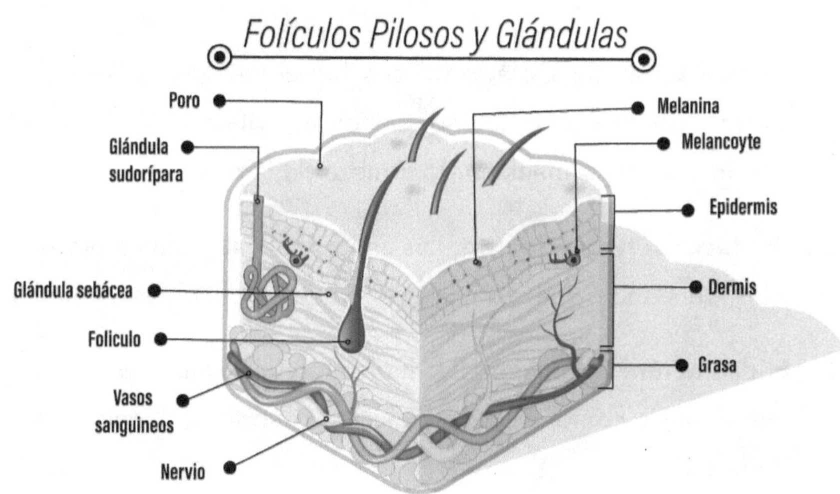

Las glándulas sebáceas producen sebo, una mezcla compleja de lípidos que incluye triglicéridos, ésteres de cera, escualeno y ésteres de colesterol. La producción de sebo está regulada por hormonas, en particular los andrógenos, y varía significativamente entre individuos y zonas del cuerpo. Comprender la composición y regulación del sebo es crucial para controlar la piel grasa y las afecciones con tendencia acneica.

Las glándulas sudoríparas ecrinas, distribuidas por todo el cuerpo, producen sudor que ayuda a regular la temperatura y contribuye al pH de la superficie cutánea y a la protección antimicrobiana. Las glándulas apocrinas, ubicadas principalmente en las zonas axilar y genital, producen un tipo diferente de secreción que puede influir en la composición del microbioma cutáneo. El equilibrio del pH y una limpieza suave son buenas prácticas para estas estructuras glandulares.

Implicaciones para el Cuidado de la Piel

Entender la estructura y función dérmica proporciona varias estrategias de cuidado de la piel:

1. **Estimulación de Colágeno**: Los ingredientes que estimulan la síntesis de colágeno (como retinoides, vitamina C y péptidos) pueden ayudar a mantener la firmeza de la piel

2. **Protección Antioxidante**: Los antioxidantes ayudan a proteger la ECM del daño oxidativo que puede acelerar el envejecimiento

3. **Hidratación**: Mantener la hidratación dérmica a través de humectantes como el ácido hialurónico apoya la función general de la piel

4. **Protección Solar**: Prevenir el daño UV protege tanto el colágeno como la elastina de la degradación

5. **Ingredientes Antiinflamatorios**: Reducir la inflamación crónica ayuda a preservar la función de los fibroblastos y la integridad de la ECM

La Hipodermis: Aislamiento y Almacenamiento de Energía

La hipodermis, también conocida como tejido subcutáneo, es la capa más profunda de la piel y tiene funciones importantes que, aunque menos directamente relacionadas con la apariencia de la piel, contribuyen a la salud y función general de esta. Dicha capa está compuesta principalmente por tejido adiposo organizado en lóbulos separados por tabiques fibrosos que conectan la dermis con el músculo y la fascia subyacentes.

Funciones de la Hipodermis

El tejido adiposo subcutáneo se organiza en lóbulos diferenciados que contienen adipocitos maduros (células grasas), preadipocitos, fibroblastos, células inmunitarias y una extensa red vascular. El grosor de la hipodermis varía significativamente entre las distintas partes del cuerpo y los individuos, influenciado por factores como la genética, la edad, el sexo y el estado nutricional.

Los adipocitos de la hipodermis desempeñan múltiples funciones, además del simple almacenamiento de energía. Producen hormonas y citocinas que influyen en el metabolismo, la inflamación y la función inmunitaria. La leptina, producida por los adipocitos, regula el apetito y el gasto energético, a la vez que influye en la respuesta inmunitaria y la cicatrización de heridas.

Los cambios relacionados con la edad en la distribución de la grasa subcutánea contribuyen significativamente al envejecimiento facial, con pérdida de volumen en zonas específicas que provoca flacidez, ahuecamiento y alteración del contorno facial. Comprender estos cambios ayuda a explicar por qué el cuidado de la piel en Asia prioriza la prevención y el mantenimiento de la estructura cutánea mediante un cuidado constante y delicado en lugar de intervenciones agresivas [17].

Protección Mecánica y Absorción de Impactos

La hipodermis proporciona protección mecánica a las estructuras subyacentes, amortiguando los músculos y los huesos de los traumatismos externos. Esta función protectora es especialmente importante en zonas sometidas a presión o fricción, donde un acolchado subcutáneo adecuado ayuda a prevenir lesiones y mantiene la integridad de la piel.

Las propiedades mecánicas de la hipodermis influyen en la textura y el aspecto de la piel, y un soporte subcutáneo adecuado contribuye a una piel suave y de aspecto juvenil. Los cambios relacionados con la edad en la estructura subcutánea pueden afectar la textura de la piel y contribuir al desarrollo de celulitis y otras irregularidades texturales.

La Barrera Cutánea: Un Sistema de Defensa Sofisticado

La función de barrera de la piel es uno de los conceptos más importantes en el cuidado de la piel moderno, y entender cómo funciona es crucial para desarrollar rutinas efectivas. La barrera cutánea no es una estructura única sino que implica la interacción de múltiples componentes, como barreras físicas, químicas, inmunológicas y microbianas, que en conjunto crean un sistema de protección integral [18].

Componentes de la Barrera Física

La barrera física reside principalmente en el estrato córneo, donde los corneocitos, incrustados en láminas lipídicas, crean una estructura que a menudo se compara con ladrillos y cemento. Los corneocitos, derivados de queratinocitos terminalmente diferenciados, están rodeados por una envoltura córnea compuesta de proteínas reticuladas que les proporciona integridad estructural.

Las láminas lipídicas intracelulares, compuestas principalmente por ceramidas, colesterol y ácidos grasos libres, rellenan los espacios entre los corneocitos y constituyen la principal barrera contra la pérdida de agua y la penetración de sustancias externas. La organización de estos lípidos en bicapas lamelares crea una vía tortuosa que impide eficazmente el movimiento del agua y otras moléculas [19].

La eficacia de la barrera física depende de una composición, organización y renovación lipídicas adecuadas. Los factores que alteran la síntesis, organización o eliminación de lípidos pueden comprometer la función de barrera, lo que provoca un aumento de la permeabilidad, la sensibilidad y la susceptibilidad a la irritación.

Funciones de la Barrera Química

La barrera química de la piel comprende múltiples componentes, como la regulación del pH, la producción de péptidos antimicrobianos y los sistemas antioxidantes que protegen contra amenazas químicas y biológicas. La superficie cutánea mantiene un pH ácido, típicamente entre 4.5 a 5.5, que inhibe el crecimiento de microorganismos patógenos y favorece el desarrollo de bacterias beneficiosas.

El manto ácido, creado por la combinación de sebo, sudor y corneocitos descamados, proporciona protección química contra patógenos y ayuda a mantener las condiciones óptimas para la función de barrera. La alteración del pH de la piel puede comprometer tanto la función de barrera como la protección antimicrobiana, lo que resalta la importancia de productos para el cuidado de la piel con pH equilibrado [20].

Los péptidos antimicrobianos, como las defensinas, las catelicidinas y otros compuestos, son producidos por los queratinocitos y proporcionan defensa química contra patógenos. Estos péptidos pueden aumentar su expresión en respuesta a la alteración de la barrera o a una infección, lo que representa una importante respuesta adaptativa a las amenazas.

Componentes de la Barrera Inmunológica

La barrera inmunológica de la piel incluye componentes inmunitarios innatos y adaptativos que detectan y responden a posibles amenazas. Las células de Langerhans de la epidermis actúan como células presentadoras de antígenos, capturando y procesando antígenos para su presentación a las células T en los ganglios linfáticos regionales.

Los propios queratinocitos participan en la respuesta inmunitaria mediante la producción de citocinas, quimiocinas y péptidos antimicrobianos en respuesta a diversos estímulos. Esta función inmunitaria innata permite a la piel generar respuestas rápidas ante posibles amenazas, a la vez que se comunica con el sistema inmunitario sistémico.

El tejido linfoide asociado a la piel (SALT) representa un componente especializado del sistema inmunitario que incluye células inmunitarias residentes y circulantes en la piel. Comprender estas funciones inmunitarias ayuda a explicar por qué los enfoques de cuidado cutáneo suaves que evitan desencadenar respuestas inflamatorias innecesarias suelen ser más eficaces para la salud cutánea a largo plazo.

Función de Barrera y Penetración de Productos

Entender la función de barrera también ayuda a explicar cómo los productos de cuidado de la piel la penetran y ejercen sus efectos. La barrera cutánea intacta es selectivamente permeable—permite que ciertas sustancias pasen mientras bloquea otras. Factores que influyen en la penetración son:

1. **Tamaño Molecular**: Las moléculas más pequeñas generalmente penetran mejor que las más grandes
2. **Solubilidad en Lípidos**: Las sustancias que son solubles en lípidos pueden pasar más fácilmente a través de los lípidos intercelulares
3. **pH**: El pH del producto puede afectar tanto la estabilidad del ingrediente como la permeabilidad de la barrera
4. **Concentración**: Concentraciones más altas generalmente resultan en mayor penetración
5. **Vehículo de Formulación**: El sistema de entrega puede afectar significativamente la penetración

Disfunción de Barrera y Problemas de la Piel

Muchos problemas comunes de la piel pueden rastrearse hasta la función de barrera comprometida o deteriorada:

1. **Piel Seca**: A menudo resulta de la pérdida aumentada de agua transepidérmica debido a la función de barrera comprometida o deteriorada

2. **Piel Sensible**: Puede resultar de una barrera comprometida que permite que los irritantes penetren más fácilmente

3. **Dermatitis**: Muchas formas de dermatitis involucran disfunción de barrera como un factor principal o contribuyente

4. **Acné**: Aunque tradicionalmente visto como un problema de poros obstruidos, las investigaciones recientes sugieren que la disfunción de barrera puede contribuir al desarrollo del acné

Manteniendo la Salud de la Barrera

1. **Limpieza Suave**: Evitar productos agresivos que puedan dañar los lípidos de barrera

2. **Hidratación Apropiada**: Usar productos que contengan humectantes, emolientes y oclusivos

3. **Mantenimiento del pH**: Usar productos que respeten el pH natural de la piel

4. **Protección Solar**: Previene el daño de los rayos UV que puede comprometer la función barrera.

5. **Evitar la Sobre-Exfoliación**: La exfoliación excesiva puede dañar la barrera cutánea

6. **Ingredientes de Reparación de Barrera**: Usar productos que contengan ceramidas, ácido hialurónico y otros ingredientes que apoyan la función de barrera

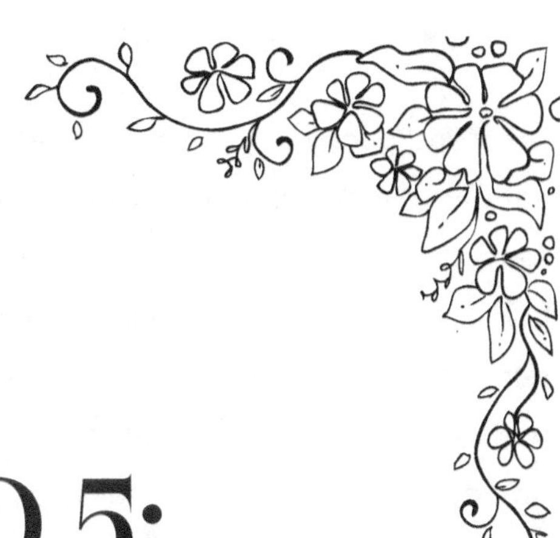

CAPÍTULO 5:
LIMPIEZA CON CUIDADO

Los Fundamentos de la Piel Saludable

La limpieza es fundamental en cualquier rutina eficaz de cuidado de la piel; sin embargo, sigue siendo uno de los pasos más incomprendidos y mal ejecutados en la rutina diaria de muchas personas. La filosofía asiática del cuidado de la piel considera la limpieza como un arte y una ciencia, priorizando la minuciosidad sin agredir, la eficacia sin dañar la piel y la comprensión de que una limpieza adecuada sienta las bases para todo lo que sigue en la rutina de cuidado de la piel.

El enfoque asiático de la limpieza no prioriza la sensación de una piel impecablemente limpia. En cambio, se centra en eliminar las impurezas, manteniendo la barrera protectora natural de la piel y un pH óptimo. Este enfoque reconoce que el manto ácido de la piel desempeña un papel crucial en la defensa contra bacterias dañinas, contaminantes ambientales y pérdida de hidratación.

Las investigaciones han demostrado sistemáticamente que una limpieza agresiva puede alterar la barrera cutánea, provocando mayor sensibilidad, sequedad, inflamación e incluso un envejecimiento acelerado. Un estudio publicado en la Revista Internacional de Ciencias Cosméticas demostró que los participantes que usaron limpiadores suaves con pH equilibrado mostraron mejoras significativas en la función de la barrera cutánea, los niveles de hidratación y la salud general de la piel, en comparación con quienes usaron jabones alcalinos tradicionales. Esta validación científica respalda el énfasis en prácticas de limpieza suaves y respetuosas [21].

La Ciencia de la Doble Limpieza

La técnica de doble limpieza, originada en Asia y ahora adoptada globalmente, se basa en el principio científico de que "lo similar disuelve lo similar." Este proceso de dos pasos utiliza un limpiador a base de aceite seguido de uno a base de agua para garantizar la eliminación completa de todo tipo de impurezas que se acumulan en la piel a lo largo del día.

El primer paso, la limpieza con aceite, está diseñado para disolver y eliminar las impurezas a base de aceite, como maquillaje, protector solar, sebo y contaminantes ambientales. Estas sustancias no se eliminan eficazmente sólo con limpiadores a base de agua, ya que el aceite y el agua se repelen naturalmente. Los limpiadores a base de aceite actúan disolviendo estas impurezas, lo que facilita su enjuague al emulsionar el aceite con agua.

El segundo paso es utilizar un limpiador a base de agua para eliminar cualquier impureza restante, como sudor, suciedad, bacterias y productos a base de agua. Este paso también garantiza la eliminación completa del limpiador a base de aceite, dejando la piel perfectamente limpia y preparada para los siguientes productos de cuidado facial. Se ha demostrado que el método de doble limpieza es significativamente más eficaz para eliminar impurezas que la limpieza simple, y al mismo tiempo es más suave para la piel que el frotamiento agresivo o los jabones fuertes.

Entendiendo los Limpiadores de Aceite

Los limpiadores de aceite han revolucionado el primer paso de la limpieza, proporcionando una manera suave pero efectiva de disolver incluso el maquillaje y protector solar más resistentes al agua. Los limpiadores de aceite modernos están formulados con emulsificantes que permiten que el aceite se mezcle con agua, creando una emulsión lechosa que se enjuaga limpiamente sin dejar residuo graso.

Tipos de Aceites Limpiadores

Los aceites puros, como el de jojoba, almendras dulces o semilla de uva, pueden usarse para la limpieza con aceite, pero requieren más esfuerzo para eliminarlos por completo y pueden no ser adecuados para todo tipo de piel. Los limpiadores en aceite comerciales están formulados con emulsionantes como el PEG-20 glyceryl triisostearate, el polysorbate 80 o el sesquioleato de sorbitán, que garantizan una fácil eliminación a la vez que mantienen la eficacia de la limpieza.

Los bálsamos limpiadores son limpiadores en aceite sólido que se disuelven al contacto con la temperatura de la piel. Suelen contener ingredientes beneficiosos adicionales como antioxidantes, extractos botánicos o vitaminas. Los bálsamos tienden a ser más ricos y nutritivos que los limpiadores en aceite líquidos, lo que los hace especialmente adecuados para pieles secas o maduras.

Los aceites limpiadores vienen en formato líquido y suelen tener una textura más ligera que los bálsamos. Suelen ser los preferidos por las personas con piel grasa o mixta, ya que resultan menos pesados y, al mismo tiempo, proporcionan una limpieza eficaz. Muchos aceites limpiadores incorporan aceites ligeros como escualano o triglicérido caprílico/cáprico que limpian eficazmente sin dejar sensación grasosa.

Cómo Elegir el Limpiador en Aceite Adecuado

La clave para elegir el limpiador en aceite adecuado reside en comprender tu tipo de piel y tus necesidades específicas. Las personas con piel sensible deben buscar limpiadores con ingredientes mínimos y evitar productos que contengan aceites esenciales o fragancias fuertes que puedan causar irritación. Las pieles grasas pueden beneficiarse de limpiadores con ingredientes como el aceite de árbol de té o el ácido salicílico, que proporcionan beneficios adicionales para la limpieza de los poros.

Si usas maquillaje pesado o productos a prueba de agua, podría ser necesario un limpiador en aceite más potente con mayor poder de disolución. Por el contrario, quienes usan maquillaje mínimo o pasan la mayor parte del tiempo en interiores podrían encontrar que una fórmula más suave es suficiente para sus necesidades.

Técnicas de Aplicación Apropiadas

La eficacia de la limpieza con aceite depende tanto de la técnica como de la selección del producto. Comienza con las manos y el rostro completamente secos, ya que el agua puede interferir con la capacidad del aceite para disolver las impurezas. Aplica el aceite limpiador generosamente; usar muy poco producto reduce la eficacia y puede requerir más frotamiento, lo que puede irritar la piel.

Masajea el aceite limpiador con movimientos circulares suaves durante 1 o 2 minutos. Presta especial atención a las zonas donde el maquillaje, el protector solar o la grasa tienden a acumularse, como alrededor de la nariz, en la zona T y a lo largo de la línea del cabello. El masaje debe ser minucioso pero suave; no es necesario frotar ni presionar con fuerza.

Cuando estés listo para retirar el limpiador, moja las manos con agua tibia y vuelve a masajear suavemente el aceite. Este paso emulsiona el aceite, volviéndolo de un color blanco lechoso y permitiendo que se enjuague fácilmente. Continúa masajeando con las manos húmedas durante 30 a 60 segundos y luego enjuaga bien con agua tibia. La piel debe sentirse limpia pero no tirante.

Limpiadores Base Agua: El Segundo Paso

El segundo paso de la doble limpieza utiliza un limpiador base agua para remover cualquier impureza restante y asegurar que la piel esté completamente limpia. Este paso también remueve cualquier residuo del limpiador de aceite, preparando la piel para la absorción óptima de productos subsecuentes.

Tipos de Limpiadores Base Agua

Los limpiadores en gel suelen ser transparentes o translúcidos y ofrecen una sensación ligera y refrescante. Suelen ser los preferidos por las personas con piel grasa o mixta, ya que proporcionan una limpieza profunda sin resultar pesados. Muchos limpiadores en gel contienen ingredientes como ácido salicílico, aceite de árbol de té o niacinamida, que aportan beneficios adicionales a las pieles con tendencia acneica.

Los limpiadores en crema tienen una textura más rica y nutritiva, especialmente indicada para pieles secas o sensibles. Suelen contener ingredientes hidratantes como glicerina, ceramidas o ácido hialurónico, que ayudan a mantener la hidratación durante la limpieza. Los limpiadores en crema son menos propensos a causar sequedad o irritación, lo que los hace ideales para personas con barreras cutáneas debilitadas.

Los limpiadores en espuma crean una abundante espuma al mezclarse con agua y son populares por su limpieza profunda y satisfactoria. Sin embargo, muchos limpiadores en espuma tradicionales contienen sulfatos que pueden resecar e irritar la piel. Los limpiadores en espuma asiáticos suelen utilizar tensioactivos más suaves, como el coco glucósido o el cocoil isetionato de sodio, que proporcionan una limpieza eficaz sin resecar la piel.

Los limpiadores de pH bajo están específicamente formulados para mantener el manto ácido natural de la piel. Suelen tener un pH entre 4.5 a 6.5, lo que ayuda a preservar la barrera protectora de la piel y su microbioma beneficioso. Los limpiadores de pH bajo son especialmente importantes para personas con piel sensible, propensa al acné o dañada.

Importancia del pH

El pH del limpiador es crucial para mantener la salud de la barrera cutánea. La piel saludable tiene un pH ligeramente ácido de aproximadamente 5.5, y los limpiadores con pH alto pueden disrumpir este equilibrio natural, llevando a irritación, sequedad y función de barrera comprometida [22].

Los jabones tradicionales y muchos limpiadores tienen un pH alcalino de 8-10, lo que puede alterar el manto ácido de la piel y provocar sequedad, irritación y mayor susceptibilidad a los daños ambientales. Estudios han demostrado que el uso de limpiadores alcalinos puede elevar el pH de la piel durante varias horas después de la limpieza, tiempo durante el cual la piel es más vulnerable a la irritación y al crecimiento bacteriano [23].

El énfasis en los limpiadores con pH bajo ayuda a mantener los mecanismos protectores naturales de la piel, a la vez que proporciona una limpieza eficaz. Este enfoque es especialmente beneficioso para personas con piel sensible, propensa al acné o en proceso de envejecimiento, ya que mantener un pH óptimo favorece los procesos naturales de reparación y renovación de la piel.

Técnicas de Limpieza Especializadas

La Regla de los 60s

Esta técnica consiste en prolongar el tiempo de limpieza para garantizar una eliminación completa de las impurezas y proporcionar una estimulación suave que mejore la circulación. Masajea el limpiador durante 60 segundos con suaves movimientos circulares, prestando atención a toda la piel del rostro y el cuello.

Un masaje más prolongado permite que el limpiador actúe con mayor eficacia, a la vez que proporciona una experiencia relajante, similar a la de un spa. Esta técnica es especialmente beneficiosa para quienes usan maquillaje con frecuencia o viven en entornos contaminados, ya que garantiza una eliminación más completa de las impurezas acumuladas.

Limpieza con Esponja Konjac

Las esponjas Konjac, elaboradas a partir de la raíz de la planta konjac, proporcionan una suave exfoliación física durante la limpieza. Estas esponjas naturales se vuelven suaves y esponjosas al mojarse, lo que las hace aptas incluso para pieles sensibles. Ayudan a eliminar las células muertas y mejoran la absorción del producto, a la vez que proporcionan una agradable sensación al tacto.

Para usar una esponja konjac, sumerge la en agua tibia hasta que se ablande y luego masajea suavemente sobre el rostro con movimientos circulares, con o sin limpiador. La esponja proporciona una exfoliación suave, más delicada que los exfoliantes tradicionales, a la vez que ayuda a mejorar la textura y la luminosidad de la piel.

Limpieza con Agua Micelar

El agua micelar contiene pequeñas moléculas de aceite llamadas micelas que atraen y eliminan la suciedad, la grasa y el maquillaje sin necesidad de enjuague. Si bien no sustituye una doble limpieza profunda, el agua micelar puede ser útil para una limpieza rápida, desmaquillar antes de una limpieza con aceite o limpiar cuando no se dispone de agua.

Las aguas micelares asiáticas suelen contener ingredientes beneficiosos adicionales, como ácido hialurónico, ceramidas o extractos botánicos, que ofrecen beneficios para el cuidado de la piel más allá de la limpieza. Son especialmente útiles para pieles sensibles o para viajar.

Limpieza con Bálsamo

Los bálsamos limpiadores combinan los beneficios de la limpieza con aceite con la conveniencia de una textura sólida que se derrite al contacto con la piel. Estos productos a menudo contienen una mezcla de aceites y ceras que proporciona limpieza efectiva mientras nutren la piel.

Errores Comunes de Limpieza a Evitar

Comprender los errores comunes de limpieza puede ayudarte a evitar prácticas que podrían perjudicar tus esfuerzos de cuidado de la piel. Uno de los errores más frecuentes es usar agua demasiado caliente, que puede eliminar los aceites naturales de la piel y causar irritación. El agua tibia es ideal para la limpieza, ya que elimina eficazmente las impurezas sin dañar la piel.

Limpiar en exceso es otro error común, especialmente entre quienes tienen acné o piel grasa. Limpiar más de dos veces al día puede alterar la barrera cutánea y, de hecho, empeorar los problemas que intentas solucionar. Por tanto, la piel del rostro debe ser limpiada sólo por la mañana y por la noche, y usando tratamientos adecuados en lugar de aumentar la frecuencia de limpieza.

Usar productos inadecuados para tu tipo de piel también puede perjudicar tus esfuerzos de limpieza. Un limpiador que le funciona bien a tu amiga puede no ser apropiado para tu piel, por lo que es importante elegir productos según tus necesidades individuales y no sólo por recomendaciones.

Apresurar el proceso de limpieza reduce su eficacia y puede provocar una eliminación incompleta de las impurezas. Tómate el tiempo para limpiar tu piel a fondo, permitiendo que los productos actúen eficazmente y disfrutando del proceso como un momento de autocuidado en tu rutina diaria.

El Papel de la Limpieza en la Salud General de la Piel

La limpieza apropiada establece la base para todos los otros aspectos del cuidado de la piel. La piel limpia absorbe productos de tratamiento más efectivamente, es menos propensa a brotes e irritación, y mantiene mejor su función de barrera natural.

Una limpieza regular y suave también favorece los procesos naturales de renovación de la piel, eliminando las células muertas y permitiendo que afloren células nuevas y sanas. Este proceso ayuda a mantener una tez suave y radiante y puede mejorar la apariencia de líneas de expresión, textura irregular y opacidad.

La limpieza también proporciona una oportunidad para el masaje facial, que puede mejorar la circulación, promover el drenaje linfático y proporcionar beneficios de relajación que apoyan el bienestar general. El aspecto ritual de la limpieza puede servir como una forma de atención plena que ayuda a reducir el estrés y promover la relajación.

Construyendo tu Rutina de Limpieza

Desarrolla una rutina de limpieza que se adapte a tu tipo de piel, estilo de vida y preferencias personales. Comienza con productos básicos y ajusta basándote en cómo responde tu piel. Recuerda que la constancia es más importante que la complejidad—una rutina simple realizada constantemente entregará mejores resultados que una compleja usada esporádicamente. Presta atención a cómo se siente tu piel después de la limpieza. Debe sentirse limpia pero no tirante, fresca pero no seca. Si experimentas tirantez, sequedad o irritación, ajusta tu rutina usando productos más suaves o reduciendo la frecuencia de limpieza.

Ten paciencia mientras encuentras los productos y las técnicas adecuados para tu piel. Puede que tengas que experimentar un poco para descubrir qué funciona mejor, y tus necesidades pueden cambiar según factores como la estación del año, la edad o los cambios en tu estilo de vida. La clave está en mantener los principios de una limpieza suave y profunda, adaptando los detalles a tus circunstancias individuales.

Recuerda que la limpieza no se trata sólo de eliminar impurezas, sino también de una oportunidad para el autocuidado y la atención plena. Considera tu rutina de limpieza como un momento de calma en tu día, dedicando tiempo al cuidar tu piel y a ti mismo. Este enfoque consciente de la limpieza encarna la filosofía de que el cuidado de la piel no se trata sólo de lograr una piel hermosa, sino de crear momentos de paz y autocuidado en nuestra vida diaria.

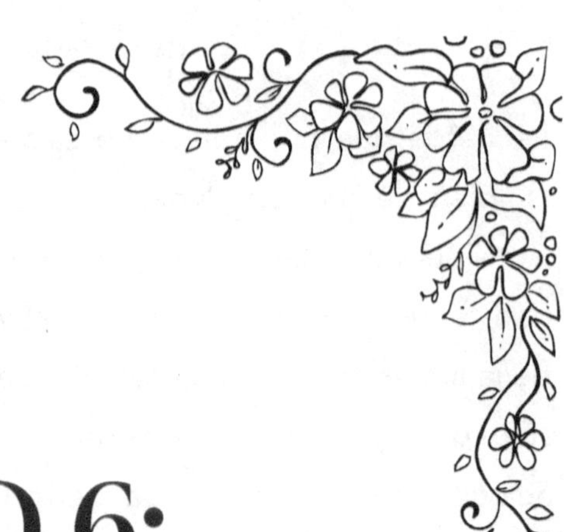

CAPÍTULO 6: ESENCIAS, TÓNICOS Y SUEROS

El Corazón de la Innovación del Cuidado Asiático de la Piel

Esencias, tónicos y sérums representan el núcleo innovador del cuidado asiático de la piel, encarnando la filosofía de hidratación por capas y tratamientos específicos que han revolucionado las prácticas de belleza globales. Estos productos sirven de puente entre la limpieza básica y la hidratación, ofreciendo beneficios concentrados que transforman la salud y la apariencia de la piel con el tiempo.

El enfoque asiático en estos pasos intermedios refleja una comprensión sofisticada de la fisiología cutánea y el reconocimiento de que diferentes tamaños moleculares y tipos de formulación pueden abordar diversas necesidades cutáneas simultáneamente. A diferencia del enfoque "universal" de las cremas hidratantes tradicionales, este método utiliza múltiples capas ligeras para proporcionar hidratación, ingredientes activos y tratamientos específicos de forma que maximiza la absorción y minimiza la irritación.

Esta filosofía de capas está respaldada por una amplia investigación sobre la administración transdérmica de fármacos, que ha demostrado que la aplicación secuencial de productos con diferentes pesos moleculares y tipos de formulación puede mejorar la penetración y la eficacia. La industria asiática de la belleza ha aprovechado este conocimiento científico para crear productos que funcionan sinérgicamente, donde cada capa potencia la eficacia de las demás.

Entendiendo los Tónicos: Más de sólo Astringentes

Los tónicos asiáticos representan una evolución completa de los tónicos astringentes tradicionales occidentales. Mientras que los tónicos occidentales históricamente se enfocaron en remover aceite y cerrar poros usando alcohol y otros ingredientes decapantes, los tónicos asiáticos están diseñados para hidratar, equilibrar el pH y preparar la piel para una mejor absorción de productos subsecuentes.

La Ciencia del Equilibrio del pH

La función principal de los tónicos asiáticos es restaurar el pH óptimo de la piel después de la limpieza. Incluso los limpiadores suaves pueden elevar temporalmente el pH de la piel, además de que el agua del grifo en muchas zonas es alcalina, lo que altera aún más el manto ácido natural de la piel. Los tónicos asiáticos suelen tener un pH entre 4.5 a 6.0, lo que ayuda a restaurar rápidamente el entorno ácido protector de la piel.

Investigaciones han demostrado que mantener un pH óptimo de la piel es crucial para la función de barrera, la actividad enzimática y el equilibrio microbiano. Un estudio publicado en el Journal of Investigative

Dermatology descubrió que incluso pequeñas desviaciones del pH óptimo pueden afectar significativamente la capacidad de la piel para repararse y defenderse de los estresores ambientales [24]. Este conocimiento científico valida el énfasis en los tónicos que equilibran el pH como un paso esencial en las rutinas de cuidado de la piel.

Fórmulas de Tónicos Hidratantes

Los tónicos asiáticos modernos están formulados con humectantes, emolientes y activos favorables que brindan beneficios inmediatos y a largo plazo para la piel. El ácido hialurónico, la glicerina y el PCA sódico son humectantes comunes que hidratan la piel, mientras que ingredientes como las ceramidas, el colesterol y los ácidos grasos ayudan a fortalecer la barrera cutánea.

Muchos tónicos asiáticos también incorporan ingredientes fermentados, extractos botánicos y ácidos suaves que brindan beneficios adicionales más allá de la hidratación. Estas fórmulas están diseñadas para aplicarse en capas, siguiendo el famoso "7-skin method", que implica múltiples aplicaciones de tónico para lograr una hidratación intensa y un efecto de voluminizador.

La Revolución de las Esencias: Fermentación e Innovación

Las esencias representan quizás la contribución más única del cuidado asiático de la piel al mundo de la belleza. Estos productos ligeros y acuosos proporcionan una concentración de ingredientes activos más alta que los tónicos pero son menos concentrados que los sueros, llenando un nicho importante en la rutina de aplicación en capas.

La Ciencia de los Ingredientes Fermentados

El cuidado asiático de la piel ha sido pionero en el uso de ingredientes fermentados en formulaciones cosméticas, aprovechando las técnicas tradicionales de fermentación para mejorar la biodisponibilidad y la eficacia de los ingredientes naturales. La fermentación descompone las moléculas grandes en componentes más pequeños y de fácil absorción, creando subproductos beneficiosos que pueden mejorar la salud de la piel.

El filtrado de fermento de galactomyces, uno de los ingredientes fermentados más populares, se deriva de la levadura utilizada en la producción de sake. Este ingrediente proporciona exfoliación suave, hidratación y beneficios antioxidantes mientras apoya la salud general de la piel. La investigación ha mostrado que el galactomyces puede mejorar la textura de la piel, el brillo y la retención de humedad.

El bifida ferment lysate, derivado de bacterias beneficiosas, proporciona beneficios probióticos que pueden apoyar la función de barrera de la piel y la respuesta inmune. Se ha demostrado que fortalece la barrera cutánea, mejora la hidratación y potencia los procesos naturales de reparación de la piel. Estudios han demostrado que este ingrediente puede ayudar a proteger contra los estresores ambientales y favorecer un equilibrio saludable del microbioma cutáneo [25].

Sueros: Potencias de Tratamiento Dirigido

Los sueros representan la fórmula más concentrada de ingredientes activos en las rutinas de cuidado asiático de la piel, diseñados para abordar problemas específicos de la piel con precisión y eficacia. Estos productos suelen contener entre un 10% y un 20% de ingredientes activos, en comparación con el 1% y el 5% de las cremas hidratantes, lo que los convierte en potentes herramientas para abordar problemas como la hiperpigmentación, el envejecimiento, el acné y la deshidratación.

Niacinamida: La Maravilla Multifuncional

La niacinamida, también conocida como nicotinamida o vitamina B3, se ha convertido en uno de los ingredientes más populares y mejor investigados de los sérums asiáticos. Esta vitamina hidrosoluble ofrece múltiples beneficios, como la reducción de poros, el control de la grasa, la luminosidad y efectos antiinflamatorios, lo que la hace adecuada para prácticamente todo tipo de piel y problemas.

El mecanismo de acción de la niacinamida se basa en su función como precursora del NAD+ (nicotinamida adenina dinucleótido), una coenzima esencial para la producción de energía celular y la reparación del ADN. Investigaciones han demostrado que la niacinamida tópica puede mejorar la función de barrera cutánea, reducir la pérdida de agua transepidérmica y potenciar los procesos naturales de reparación de la piel [26].

Estudios clínicos han demostrado que concentraciones de niacinamida del 2% al 5% pueden mejorar significativamente la textura de la piel, reducir la hiperpigmentación y minimizar la apariencia de los poros. Concentraciones más altas (hasta un 10%) pueden proporcionar beneficios adicionales, pero también pueden aumentar el riesgo de irritación, especialmente en pieles sensibles.

Vitamina C: Protección antioxidante e iluminadora

Los sérums de vitamina C se encuentran entre los tratamientos más populares y eficaces para iluminar, proteger la piel con antioxidantes y combatir el envejecimiento. Sin embargo, la vitamina C es notoriamente inestable y puede degradarse rápidamente al exponerse a la luz, el aire o el calor. Las fórmulas asiáticas han abordado estos desafíos mediante innovadoras técnicas de estabilización y derivados que mantienen la eficacia y mejoran la estabilidad.

El ácido L-ascórbico es la forma más potente de vitamina C, pero también la más inestable. Los sérums asiáticos suelen utilizar derivados estabilizados como el ascorbil fosfato de magnesio, el ascorbil fosfato de sodio o el ascorbil glucósido, que ofrecen beneficios similares con mayor estabilidad y menor potencial de irritación.

Las propiedades antioxidantes de la vitamina C ayudan a proteger contra el daño ambiental, mientras que su papel en la síntesis de colágeno favorece la firmeza y elasticidad de la piel. La vitamina C también inhibe la tirosinasa, la enzima responsable de la producción de melanina, lo que la hace eficaz para prevenir y atenuar la hiperpigmentación.

Péptidos: Los Innovadores Antienvejecimiento

Los péptidos son cadenas cortas de aminoácidos que pueden indicar a la piel que realice funciones específicas, como producir colágeno, reducir la inflamación o mejorar la función barrera. Los sérums asiáticos suelen incluir complejos peptídicos innovadores que actúan simultáneamente sobre múltiples signos del envejecimiento.

Se ha demostrado que los péptidos de cobre, como el tripéptido-1 de cobre, estimulan la producción de colágeno y mejoran la firmeza de la piel. El palmitoil pentapéptido-4 (Matrixyl) puede reducir la apariencia de líneas de expresión y arrugas al promover la síntesis de colágeno. El acetil hexapéptido-8 (Argireline) proporciona un efecto similar al del bótox al reducir las contracciones musculares que contribuyen a las líneas de expresión.

La eficacia de los péptidos depende de su capacidad para penetrar la piel y alcanzar las células diana. Las fórmulas asiáticas suelen utilizar sistemas de administración avanzados y potenciadores de la penetración para mejorar la absorción y la eficacia de los péptidos. Sin embargo, estos sueros a menudo requieren introducción gradual para construir tolerancia.

Recomendaciones de Productos por Tipo de Piel y Preocupación

Para Piel Grasa y Propensa al Acné

Los sueros de niacinamida en concentración de 2-5% pueden ayudar a controlar la producción de aceite y minimizar los poros. Busca formulaciones ligeras en gel que no obstruyan los poros. El aceite de árbol de té o el ácido salicílico pueden proporcionar beneficios adicionales contra el acné.

Las esencias hidratantes con ingredientes fermentados como galactomyces pueden proporcionar la humedad necesaria sin agregar aceite. Evita formulaciones pesadas y oclusivas que podrían obstruir los poros.

Para Piel Seca y Sensible

Los sueros de ácido hialurónico con múltiples pesos moleculares proporcionan hidratación intensa sin irritación. Busca formulaciones con ingredientes adicionales de apoyo a la barrera como ceramidas o colesterol.

Las esencias suaves con ingredientes fermentados o extractos botánicos pueden proporcionar hidratación y beneficios calmantes. Evita productos con altas concentraciones de ácidos o alcohol que podrían causar irritación.

Para piel madura y envejecida

Los sérums peptídicos pueden ayudar a estimular la producción de colágeno y mejorar la firmeza de la piel. Busca fórmulas que combinen múltiples péptidos para obtener beneficios antienvejecimiento integrales.

Los sérums de vitamina C brindan protección antioxidante y pueden ayudar a mejorar la luminosidad y la textura de la piel. Elige formulaciones estabilizadas si tienes piel sensible o si no estás familiarizado con la vitamina C.

Para la Hiperpigmentación y el Tono Desigual

Los sérums de niacinamida pueden ayudar a prevenir y atenuar las manchas oscuras, a la vez que mejoran la textura general de la piel. La arbutina, el ácido kójico o el extracto de raíz de regaliz pueden aportar beneficios adicionales de luminosidad.

Los sérums de vitamina C son excelentes para prevenir la aparición de nuevas pigmentaciones y atenuar gradualmente las manchas existentes. Su uso constante durante 3 a 6 meses suele mostrar resultados significativos.

El Futuro de la Innovación en Esencias y Sueros

El cuidado de la piel asiático continúa empujando los límites de la innovación en formulaciones de esencias y sueros. Las tendencias emergentes incluyen formulaciones personalizadas basadas en pruebas genéticas, ingredientes de apoyo al microbioma y sistemas de entrega avanzados que mejoran la penetración y eficacia de los ingredientes.

La tecnología de fermentación continúa evolucionando, con nuevas cepas de bacterias beneficiosas y levaduras siendo exploradas por sus beneficios para el cuidado de la piel. Los ingredientes post-bióticos, que son los subproductos beneficiosos de la fermentación probiótica, están ganando atención por su capacidad de apoyar la salud de la piel sin las preocupaciones de estabilidad de los probióticos vivos.

La nanotecnología y las técnicas de encapsulación se utilizan para mejorar la estabilidad y la liberación de los ingredientes activos, lo que permite formulaciones más potentes con menor potencial de irritación. Estos avances prometen hacer que el cuidado de la piel eficaz sea más accesible y adecuado para una mayor variedad de tipos de piel y problemas.

El enfoque asiático en esencias, tónicos y sérums representa una comprensión sofisticada de la fisiología cutánea y el poder de los tratamientos específicos por capas. Al incorporar estos productos a tu rutina y comprender cómo usarlos eficazmente, puedes lograr la piel hidratada, saludable y radiante que el cuidado asiático de la piel es famoso por promover. La clave está en la paciencia, la constancia y la disposición a escuchar las necesidades de tu piel a medida que cambian con el tiempo.

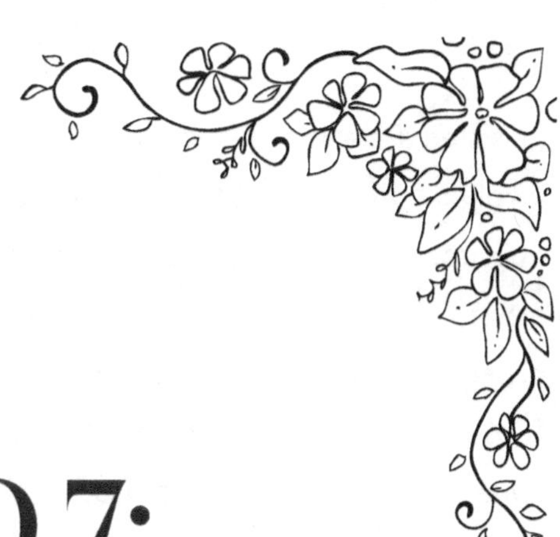

CAPÍTULO 7:
HIDRATACIÓN Y REPARACIÓN DE LA BARRERA:
Ácido Hialurónico, Ceramidas y Fermentos

La Ciencia de la Hidratación de la Piel

La hidratación es la piedra angular de la filosofía asiática del cuidado de la piel, lo que refleja la profunda comprensión de que una piel bien hidratada no sólo es más bella, sino también más resistente, funcional y capaz de autorepararse. El enfoque asiático de la hidratación va mucho más allá de la simple aplicación de crema hidratante, abarcando una comprensión sofisticada de cómo el agua fluye a través de la piel, qué factores influyen en la retención de humedad y cómo los diferentes ingredientes trabajan sinérgicamente para mantener niveles óptimos de hidratación [27].

El sistema de hidratación de la piel es extraordinariamente complejo e involucra múltiples capas, estructuras celulares y procesos bioquímicos que trabajan en conjunto para mantener el equilibrio de hidratación. El estrato córneo, la capa más externa de la epidermis, actúa como barrera protectora y reservorio de agua, conteniendo aproximadamente entre un 10% y un 30% de agua en condiciones normales. Cuando el contenido de agua desciende por debajo del 10%, la piel se reseca, se descama y su función protectora se ve comprometida [28].

El enfoque multifacético del cuidado de la piel asiático para la hidratación reconoce que los diferentes tipos de ingredientes que retienen la humedad actúan en diferentes niveles de la piel y a través de diferentes mecanismos. Esta comprensión ha llevado al desarrollo de fórmulas sofisticadas que combinan humectantes, emolientes y oclusivos en proporciones precisas para brindar beneficios de hidratación tanto inmediatos como duraderos.

Entendiendo la Barrera Cutánea

La barrera cutánea, también conocida como el estrato córneo o manto ácido, representa uno de los sistemas protectivos más importantes del cuerpo. Esta capa delgada pero crucial consiste en corneocitos (células muertas de la piel) incrustados en una matriz lipídica, a menudo comparada con una estructura de ladrillos y mortero donde las células son ladrillos y los lípidos son mortero. Esta estructura proporciona protección contra factores estresantes ambientales mientras previene la pérdida excesiva de agua.

Composición de la Matriz Lipídica

La matriz lipídica que mantiene unida la barrera cutánea consiste principalmente en tres tipos de lípidos: ceramidas (aproximadamente

50%), colesterol (25%) y ácidos grasos libres (15-25%). Estos lípidos están organizados en estructuras bicapa altamente ordenadas que crean una barrera efectiva contra la pérdida de agua mientras permiten el paso de ciertas sustancias beneficiosas [29].

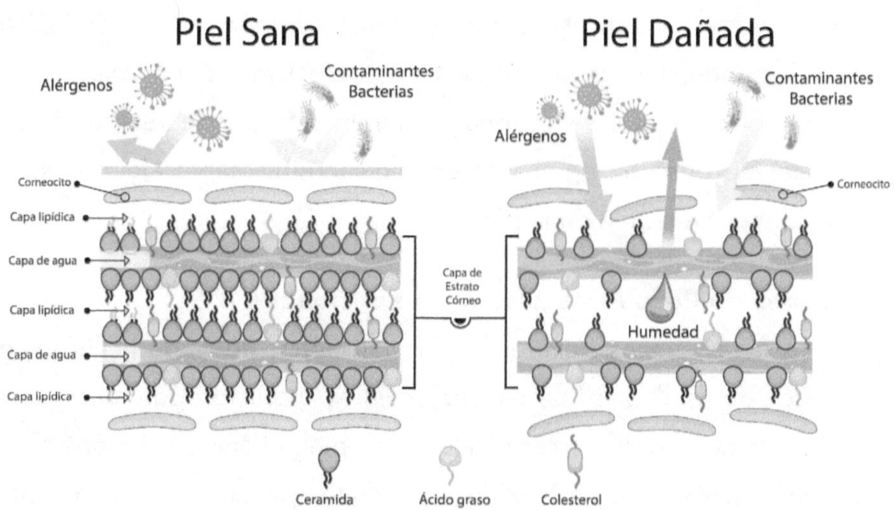

Las ceramidas son quizás el componente más importante de los lípidos de barrera, sirviendo tanto como elementos estructurales como moléculas de señalización que regulan la función de barrera. Existen al menos nueve tipos diferentes de ceramidas en la piel humana, cada una con funciones y características específicas. El cuidado de la piel asiático ha estado a la vanguardia de incorporar varios tipos de ceramidas en formulaciones para apoyar y restaurar la función de barrera [30].

El colesterol desempeña un papel crucial en el mantenimiento de la fluidez y la permeabilidad de las bicapas lipídicas, mientras que los ácidos grasos libres ayudan a mantener el pH ácido de la piel y proporcionan protección antimicrobiana. La proporción y la organización precisas de estos lípidos son esenciales para una función de barrera óptima, y la alteración de este equilibrio puede provocar una mayor pérdida de agua, sensibilidad y diversas afecciones cutáneas.

Ácido Hialurónico: El Hidratante Definitivo

El ácido hialurónico se ha vuelto sinónimo de hidratación en el cuidado asiático de la piel, y la investigación científica validó su reputación como uno de los ingredientes hidratantes más efectivos disponibles. Este glicosaminoglicano que se produce naturalmente puede retener hasta 1000 veces su peso en agua, haciéndolo increíblemente efectivo para atraer y retener humedad en la piel.

Variaciones de Peso Molecular y sus Funciones

Una de las innovaciones clave en las formulaciones de ácido hialurónico es el uso de múltiples pesos moleculares para proporcionar una hidratación integral a diferentes niveles de la piel. El ácido hialurónico de alto peso molecular (más de 1000 kDa) no puede penetrar profundamente en la piel, pero forma una barrera protectora en la superficie que proporciona hidratación inmediata y ayuda a prevenir la pérdida de hidratación.

El ácido hialurónico de peso molecular medio (50 - 1000 kDa) puede penetrar en las capas superiores de la epidermis, proporcionando una hidratación sostenida y un efecto rellenador. El ácido hialurónico de bajo peso molecular (menos de 50 kDa) puede penetrar más profundamente en la piel, proporcionando una hidratación duradera y apoyando los mecanismos naturales de retención de humedad de la piel.

Las formulaciones asiáticas para el cuidado de la piel suelen combinar los tres pesos moleculares para crear un efecto de hidratación multicapa que aborda las necesidades de hidratación tanto inmediatas como a largo plazo. Este enfoque es especialmente beneficioso para la piel deshidratada, la piel envejecida y aquellos que viven en condiciones climáticas difíciles [31].

Hialuronato de Sodio vs. Ácido Hialurónico

El hialuronato de sodio, la sal sódica del ácido hialurónico, se utiliza frecuentemente en formulaciones para el cuidado de la piel debido a su mayor estabilidad y mejor penetración que el ácido hialurónico puro. Su menor tamaño molecular le permite penetrar con mayor facilidad en la piel, donde atrae y fija el agua con mayor eficacia.

Las formulaciones asiáticas suelen combinar ácido hialurónico e hialuronato de sodio, aprovechando los beneficios de hidratación superficial del ácido hialurónico con la penetración más profunda y los efectos más duraderos del hialuronato de sodio. Esta combinación proporciona una hidratación integral que actúa de forma inmediata y a largo plazo.

Ceramidas: Los Constructores de Barrera

Las ceramidas representan una de las innovaciones más importantes en el cuidado moderno de la piel, ofreciendo la capacidad de reponer y restaurar directamente la función de barrera natural de la piel. Estas moléculas lipídicas son idénticas a las que se encuentran naturalmente en la piel, haciéndolas altamente compatibles y efectivas para la reparación y mantenimiento de la barrera [32].

Tipos de Ceramidas y sus Funciones

La piel humana contiene al menos nueve tipos diferentes de ceramidas, cada una con funciones y características específicas. La ceramida 1 (ahora llamada ceramida EOS) es crucial para la función de barrera y suele ser deficiente en afecciones como la dermatitis atópica. La ceramida 3 (ceramida NP) es la ceramida más abundante en la piel sana y desempeña un papel clave en el mantenimiento de la integridad de la barrera.

Es importante que las fórmulas para el cuidado de la piel incluyan múltiples tipos de ceramidas para proporcionar un soporte integral a la barrera. La ceramida AP ayuda a mantener la suavidad y flexibilidad de la piel, mientras que la ceramida NS refuerza la función de barrera y ayuda a prevenir la pérdida de hidratación. La combinación de diferentes ceramidas puede proporcionar una reparación de la barrera más eficaz que las fórmulas de ceramidas individuales.

Las fitoceramidas, derivadas de plantas, ofrecen beneficios similares a las ceramidas humanas, a la vez que son más estables y rentables de producir. Estas ceramidas de origen vegetal pueden ayudar a restaurar la función de barrera y mejorar la hidratación, aunque pueden ser ligeramente menos eficaces que las ceramidas humanas idénticas.

Desafíos de la Formulación y la Administración de Ceramidas

Las ceramidas son difíciles de formular debido a que son sólidas por naturaleza a temperatura ambiente y pueden ser difíciles de incorporar en productos estables y estéticamente elegantes. Las formulaciones modernas han desarrollado sofisticados sistemas de administración que mantienen la estabilidad de las ceramidas, a la vez que garantizan una penetración eficaz en la piel [33].

Los sistemas de administración liposomal encapsulan las ceramidas en vesículas lipídicas que se fusionan con las capas lipídicas naturales de la piel, administrando las ceramidas directamente donde se necesitan. La tecnología de nanoemulsión crea partículas extremadamente pequeñas que pueden penetrar con mayor eficacia, manteniendo la estabilidad del producto.

La proporción de ceramidas con respecto a otros lípidos de la barrera cutánea es crucial para su eficacia. Las formulaciones asiáticas suelen incluir colesterol y ácidos grasos en proporciones que imitan la composición natural de las barreras cutáneas sanas, proporcionando un refuerzo integral de la barrera cutánea en lugar de una simple suplementación con ceramidas.

Evidencia Clínica de la Eficacia de las Ceramidas

Amplias investigaciones clínicas han demostrado la eficacia de las ceramidas tópicas para mejorar la función de barrera cutánea, reducir la pérdida de agua y aliviar diversas afecciones cutáneas. Diversos estudios han demostrado que los humectantes con ceramidas pueden mejorar significativamente la hidratación de la piel, reducir la irritación y ayudar a restaurar la función de barrera normal en pieles dañadas [34].

Investigaciones centradas específicamente en formulaciones de ceramidas han demostrado que los productos que contienen múltiples tipos de ceramidas con sistemas de administración adecuados pueden proporcionar una reparación de barrera superior en comparación con productos de un sólo ingrediente o con formulaciones deficientes. Estos estudios validan el enfoque del uso de formulaciones multicomponente para obtener beneficios óptimos para la piel [35].

Adaptación Climática: Estrategias de Hidratación para Diferentes Ambientes

Entender cómo los factores ambientales afectan la hidratación de la piel permite una selección de productos y técnicas de aplicación más efectivas que optimizan los resultados independientemente de la ubicación o estación.

Consideraciones de Clima Húmedo

En ambientes húmedos, los mecanismos naturales de retención de humedad de la piel funcionan de forma más efectiva, y las formulaciones de hidratación más ligeras pueden ser suficientes. Sin embargo, la alta humedad también puede aumentar el riesgo de crecimiento bacteriano y puede requerir ajustes para prevenir poros obstruidos o brotes.

Las estrategias para climas húmedos se centran en fórmulas ligeras y de rápida absorción que proporcionan la hidratación adecuada sin una sensación pesada ni grasosa. Las cremas hidratantes en gel, las esencias ligeras y los sérums a base de agua son particularmente eficaces en estas condiciones.

La técnica de aplicación por capas cobra aún más importancia en climas húmedos, ya que varias capas finas pueden proporcionar una hidratación adecuada sin la sensación de pesadez que podría resultar incómoda con la humedad alta.

Adaptaciones de Clima Seco

Los climas secos presentan desafíos significativos para la hidratación de la piel, ya que los niveles bajos de humedad pueden extraer rápidamente la humedad de la piel, llevando a la deshidratación, irritación y compromiso de la barrera. Las estrategias de hidratación asiáticas para climas secos enfatizan ingredientes oclusivos y apoyo de barrera para prevenir la pérdida de humedad.

En ambientes secos, la rutina puede incluir capas hidratantes adicionales, como cremas hidratantes más ricas y una aplicación más frecuente de los productos. Los aceites faciales, las mascarillas de noche y los tratamientos oclusivos cobran especial importancia para mantener niveles adecuados de hidratación.

El momento de la aplicación del producto también es crucial en climas secos. Aplicar productos hidratantes inmediatamente después de la limpieza, mientras la piel aún está húmeda, ayuda a retener la humedad y a mejorar la eficacia de los productos posteriores. Los humidificadores y otras modificaciones ambientales también pueden contribuir al cuidado de la piel en condiciones muy secas.

Transiciones Estacionales y Adaptación

Las necesidades de hidratación de la piel cambian significativamente con las estaciones. El invierno suele requerir fórmulas más ricas y oclusivas para combatir el aire seco y la calefacción, mientras que el verano puede requerir productos más ligeros y transpirables.

Las transiciones de primavera a otoño pueden ser especialmente difíciles para la hidratación de la piel, ya que los cambios bruscos de temperatura y humedad pueden alterar los mecanismos naturales de adaptación de la piel. Durante estos períodos, utiliza productos suaves que fortalezcan la barrera cutánea y que ayuden a la piel a adaptarse a las condiciones cambiantes sin irritarse ni verse afectada.

Para la adaptación estacional, es mejor cambiar gradualmente de formulación en lugar de realizar cambios repentinos que puedan afectar negativamente a la piel. Este enfoque gradual permite que la piel se adapte, manteniendo una hidratación y una función de barrera óptimas durante todo el año.

Técnicas de Hidratación

El Método de 7-Skin

El método 7-skin, que consiste en aplicar múltiples capas de tónico hidratante, representa una de las contribuciones más innovadoras de Asia a las técnicas de hidratación. Este método se basa en el principio de que aplicar varias capas finas puede proporcionar una hidratación más eficaz que una sola aplicación gruesa, a la vez que proporciona una experiencia meditativa y de autocuidado.

Estudios científicos respaldan este enfoque, demostrando que aplicar múltiples productos hidratantes puede aumentar significativamente los niveles de hidratación de la piel y mejorar su función barrera. Esta técnica es especialmente beneficiosa para pieles deshidratadas, envejecidas y en climas secos.

El método 7-skin se puede adaptar a las necesidades individuales y las condiciones ambientales. En climas húmedos o para pieles grasas, de 3 a 5 capas pueden ser suficientes, mientras que en climas secos o pieles muy deshidratadas, las siete capas completas pueden ser beneficiosas. La clave está en escuchar a tu piel y adaptarse a sus necesidades.

Mascarillas de Hidratación

Las mascarillas faciales han revolucionado los tratamientos de hidratación intensiva, proporcionando una manera conveniente y efectiva de entregar altas concentraciones de ingredientes hidratantes. El efecto oclusivo del material de la mascarilla mejora la penetración de ingredientes mientras previene la evaporación.

Las mascarillas hidratantes faciales suelen contener combinaciones de ácido hialurónico, ceramidas e ingredientes fermentados en concentraciones superiores a las de los productos habituales para el cuidado de la piel. Su tiempo de aplicación de 15 a 20 minutos permite una máxima absorción, a la vez que proporciona una experiencia relajante similar a la de un spa.

Para obtener resultados óptimos, las mascarillas faciales deben usarse sobre la piel limpia y luego aplicar una crema hidratante para conservar sus beneficios. La frecuencia de uso se puede ajustar según las necesidades de la piel; algunas personas las usan a diario, mientras que otras consideran suficiente con 2 o 3 veces por semana.

Mascarillas y Tratamientos Nocturnos

Las mascarillas para dormir representan otra innovación en hidratación, ya que proporcionan un tratamiento intensivo durante la noche que estimula los procesos naturales de reparación de la piel. Estos productos suelen ser más oclusivos que las cremas hidratantes habituales, creando una barrera protectora que previene la pérdida de hidratación a la vez que libera los ingredientes activos.

Los procesos de reparación y regeneración de la piel son más activos durante el sueño, lo que hace que los tratamientos nocturnos sean especialmente eficaces para la hidratación y la reparación de la barrera cutánea. Las mascarillas para dormir suelen contener ingredientes de liberación prolongada que proporcionan beneficios durante toda la noche.

Las mascarillas asiáticas para dormir suelen combinar múltiples ingredientes hidratantes con lípidos y antioxidantes que refuerzan la barrera cutánea para proporcionar un tratamiento completo para la piel durante la noche. Estos productos están diseñados para dejarse actuar durante la noche y absorberse por completo o retirarse suavemente por la mañana.

Recomendaciones de Productos para Diferentes Tipos de Piel

Para Piel Grasa y Mixta

La piel grasa aún requiere una hidratación adecuada, pero se beneficia de fórmulas ligeras y no comedogénicas que no obstruyan los poros ni den una sensación pesada. Las cremas hidratantes en gel con ácido hialurónico, las esencias ligeras con ingredientes fermentados y los sérums a base de agua son ideales para hidratar sin añadir exceso de grasa [36].

La niacinamida es especialmente beneficiosa para la piel grasa, ya que ayuda a regular la producción de sebo a la vez que proporciona hidratación y refuerza la barrera cutánea. La piel mixta puede requerir diferentes productos para cada zona del rostro, con fórmulas más ligeras para la zona T y productos más ricos para las zonas más secas.

Para Piel Seca y Sensible

La piel seca y sensible requiere fórmulas suaves y nutritivas que proporcionen una hidratación intensa a la vez que favorezcan la reparación de la barrera cutánea. Las cremas hidratantes con ceramidas, las esencias con ingredientes fermentados y los aceites faciales pueden proporcionar la hidratación intensa que la piel seca necesita [37].

La piel sensible se beneficia de fórmulas mínimas, sin perfume y con ingredientes hidratantes de eficacia comprobada. El ácido hialurónico, las ceramidas y los ingredientes fermentados suaves suelen ser bien tolerados y eficaces para las pieles sensibles.

Para Pieles Maduras y Envejecidas

La piel envejecida suele presentar una función de barrera cutánea deteriorada y una producción de humedad natural reducida, lo que requiere una hidratación intensiva y un refuerzo de la barrera cutánea. El ácido hialurónico de peso molecular múltiple, las cremas hidratantes ricas en ceramidas y los tratamientos con péptidos pueden ayudar a abordar las necesidades específicas de la piel madura.

Las fórmulas ricas en antioxidantes que combinan hidratación con beneficios antienvejecimiento son especialmente valiosas para la piel madura. Ingredientes como la vitamina C, la niacinamida y los extractos fermentados pueden proporcionar tanto hidratación como beneficios antienvejecimiento.

El Futuro de la Ciencia de la Hidratación

La industria del cuidado de la piel continúa innovando en tecnología de hidratación, con desarrollos emergentes incluyendo hidratación personalizada basada en pruebas genéticas, sistemas de entrega avanzados que mejoran la penetración de ingredientes y nuevas técnicas de fermentación que crean compuestos hidratantes novedosos.

La nanotecnología se está utilizando para crear sistemas de entrega más efectivos para ingredientes hidratantes, mientras que la biotecnología está permitiendo la producción de ceramidas humanas idénticas y otros lípidos de barrera. Estos avances prometen hacer la hidratación efectiva más accesible y adecuada para una gama más amplia de tipos de piel y condiciones ambientales.

Al combinar múltiples ingredientes hidratantes con sistemas de administración y técnicas de aplicación adecuados, es posible lograr y mantener una hidratación óptima de la piel, independientemente del tipo de piel, la edad o las condiciones ambientales. La clave está en comprender las necesidades específicas de tu piel y adaptar tu rutina a ellas, manteniendo un cuidado constante y delicado.

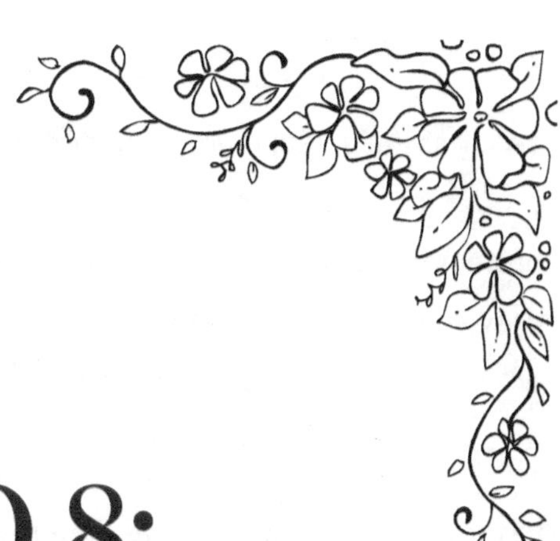

CAPÍTULO 8: APLICACIÓN EN CAPAS: *La Rutina Multi-Paso desde la Limpieza hasta el Protector Solar*

La Ciencia de la Aplicación en Capas del Cuidado de la Piel

La rutina multi-paso se ha vuelto popular en el mundo de la belleza, pero su efectividad proviene de principios científicos sólidos en lugar de publicidad exagerada. La técnica de aplicación en capas se basa en el principio fundamental de aplicar productos de la consistencia más delgada a la más espesa, permitiendo que cada capa penetre efectivamente antes de que se aplique la siguiente. Este método maximiza la absorción y efectividad de los ingredientes activos mientras minimiza el riesgo de formación de bolitas o eficacia reducida.

La ciencia detrás de la aplicación en capas radica en entender cómo diferentes tamaños moleculares y tipos de formulación interactúan con la piel. Los productos base agua con moléculas más pequeñas pueden penetrar más fácilmente cuando se aplican primero, mientras que los productos base aceite con moléculas más grandes forman una capa protectora que puede mejorar la absorción de productos aplicados previamente. Este efecto sinérgico significa que los productos aplicados en capas apropiadamente a menudo funcionan mejor juntos de lo que funcionan individualmente.

Las investigaciones sobre la administración transdérmica de fármacos han demostrado que la aplicación secuencial de productos puede mejorar la penetración mediante diversos mecanismos. La primera capa puede actuar como potenciador de la penetración de las capas posteriores, mientras que las capas posteriores pueden proporcionar una oclusión que impulsa las capas anteriores a mayor profundidad en la piel. Este conocimiento científico valida el enfoque de la aplicación de capas y explica por qué la rutina de varios pasos puede ser más eficaz que usar menos productos y más concentrados [38].

El Desglose Completo de Multi-Paso

La rutina tradicional de cuidado de la piel asiático puede incluir hasta 12 pasos, aunque la mayoría de los practicantes modernos usan entre 7 y 10 pasos dependiendo de las necesidades de su piel y limitaciones de tiempo. Cada paso sirve un propósito específico y se basa en el anterior para crear un enfoque comprensivo de la salud y belleza de la piel. Ya hemos hablado de todos estos pasos y su fundamento científico; ahora los analizaremos en secuencia para crear una rutina completa de cuidado de la piel.

Paso 1: Limpiador de Aceite (Sólo Noche)

El primer paso de la rutina nocturna es la limpieza con aceite, que elimina el maquillaje, el protector solar y las impurezas oleosas que los limpiadores a base de agua no pueden eliminar eficazmente. Los limpiadores a base de aceite modernos tienen fórmulas sofisticadas que emulsionan al mezclarse con agua, lo que facilita su enjuague sin dejar residuos grasos. Busca aceites limpiadores que contengan emulsionantes como el PEG-20 glyceryl triisostearate o el polysorbate 80, que garantizan una eliminación completa manteniendo los beneficios limpiadores del aceite.

El proceso de limpieza con aceite debe ser minucioso pero suave. Aplica el limpiador a base de aceite sobre la piel seca y masajea durante 1 o 2 minutos, prestando especial atención a las zonas donde se acumula maquillaje o protector solar. Agrega un poco de agua para emulsionar el aceite y luego enjuaga bien con agua tibia. Este paso es crucial para preparar la piel para el limpiador a base de agua que sigue.

Paso 2: Limpiador Base Agua

El segundo paso de limpieza utiliza un limpiador a base de agua para eliminar cualquier impureza restante, como sudor, suciedad y productos a base de agua. Este paso también elimina cualquier residuo del limpiador en aceite, asegurando que la piel esté completamente limpia y lista para absorber eficazmente los productos posteriores.

Elige un limpiador a base de agua con un pH entre 4.5 a 6.5 para mantener el manto ácido natural de la piel. Ingredientes como la glicerina, el ácido hialurónico o los aminoácidos proporcionan beneficios adicionales de hidratación, mientras que evitar los sulfatos ayuda a prevenir la irritación y la sequedad excesiva. El limpiador debe dejar la piel limpia, pero no tirante ni reseca.

Aplica el limpiador a base de agua sobre la piel húmeda y masajea suavemente durante 30-60 segundos. Concéntrate en las zonas que tienden a acumular grasa o impurezas, pero evita frotar con fuerza, ya que puede dañar la barrera cutánea. Enjuaga bien con agua tibia y seca con toques suaves con una toalla limpia.

Paso 3: Exfoliación (2-3 Veces por Semana)

La exfoliación elimina las células muertas de la piel que pueden obstruir los poros e interferir con la absorción del producto. Las empresas asiáticas de cuidado de la piel suelen preferir la exfoliación química a los exfoliantes físicos, ya que estos proporcionan una exfoliación más uniforme y suave sin el riesgo de microdesgarros que pueden producir los exfoliantes abrasivos.

Los alfa hidroxiácidos (AHA), como el ácido glicólico y el ácido láctico, actúan sobre la superficie de la piel para eliminar las células muertas y mejorar la textura. Los beta hidroxiácidos (BHA), como el ácido salicílico, pueden penetrar en los poros para eliminar la grasa y la suciedad. Los polihidroxiácidos (PHA), como la gluconolactona, proporcionan una exfoliación suave, adecuada para pieles sensibles. Comienza con concentraciones más bajas y aumenta gradualmente a medida que tu piel desarrolle tolerancia.

Aplica los productos exfoliantes sobre la piel limpia y seca y déjalos actuar durante el tiempo recomendado antes de continuar con el resto de tu rutina. Después de la exfoliación, usa siempre protección solar adecuada, ya que la piel exfoliada es más sensible a los rayos UV.

Paso 4: Tónico

A diferencia de los tónicos astringentes tradicionales, los tónicos asiáticos son productos hidratantes que equilibran el pH y preparan la piel para una mejor absorción de los productos posteriores. Suelen contener ingredientes beneficiosos como ácido hialurónico, glicerina o extractos botánicos que aportan beneficios adicionales para el cuidado de la piel.

La función principal de un tónico asiático es restaurar el pH óptimo de la piel después de la limpieza y proporcionar la primera capa de hidratación. Este paso es especialmente importante si utiliza un limpiador con un pH más alto o si el agua del grifo es dura o alcalina. Los tónicos también ayudan a eliminar cualquier resto de limpiador o impurezas que puedan quedar en la piel.

Aplica el tónico con el "método de 7-skin" para obtener los máximos beneficios de hidratación. Esta técnica consiste en aplicar varias capas finas de tónico, dando toques suaves con cada capa hasta que se absorba antes de aplicar la siguiente. Este método puede proporcionar una hidratación intensa y es especialmente beneficioso para la piel seca o deshidratada.

Paso 5: Esencia

Las esencias son productos ligeros y acuosos que contienen mayores concentraciones de ingredientes activos que los tónicos, pero menos concentrados que los sérums. Proporcionan una capa adicional de hidratación a la vez que aportan a la piel ingredientes beneficiosos como extractos fermentados, péptidos o antioxidantes.

Las esencias fermentadas son especialmente populares en el cuidado de la piel asiático, ya que el proceso de fermentación descompone los ingredientes en moléculas más pequeñas que penetran con mayor facilidad. Ingredientes como el filtrado de fermento de galactomyces, el bifida ferment lysate o el filtrado de sake proporcionan una exfoliación suave, hidratación y beneficios antioxidantes.

Aplica la esencia con suaves toques sobre la piel con las palmas de las manos o las yemas de los dedos. Estos toques ayudan a estimular la circulación y garantizan una distribución uniforme. Deja que la esencia se absorba por completo antes de continuar.

Paso 6: Tratamientos/Sueros

Los sérums y productos de tratamiento contienen las concentraciones más altas de ingredientes activos y están diseñados para abordar problemas específicos de la piel. Aquí es donde se aplican productos con ingredientes como vitamina C, niacinamida, retinol o péptidos. La clave está en elegir tratamientos que aborden los problemas principales de la piel sin sobrecargarla.

Al usar varios sérums, aplícalos en orden de consistencia (de más ligero a más espeso) y deja que cada uno se absorba antes de aplicar el siguiente. Si usas ingredientes potencialmente irritantes como retinol o ácidos de alta concentración, comienza lentamente y desarrolla la tolerancia gradualmente. Algunos ingredientes activos no deben usarse juntos, por lo que es importante investigar la compatibilidad antes de combinar tratamientos.

El método sándwich puede ser útil para aplicar tratamientos potentes. Aplica una capa fina de esencia hidratante o tónico, luego el producto de tratamiento y, finalmente, otra capa de esencia o sérum hidratante. Esta técnica ayuda a amortiguar los ingredientes potencialmente irritantes, manteniendo su eficacia.

Paso 7: Mascarillas Faciales (2-3 Veces por Semana)

Las mascarillas faciales proporcionan un tratamiento intensivo e hidratación en un formato práctico y sin complicaciones. Crean un entorno oclusivo que mejora la penetración de los ingredientes activos, a la vez que proporcionan una experiencia relajante similar a la de un spa. Actualmente, existen innumerables variedades que abordan diferentes problemas de la piel.

Elige las mascarillas según las necesidades de tu piel, no según tu tipo. Las mascarillas hidratantes con ácido hialurónico o ceramidas benefician a todo tipo de piel, mientras que las mascarillas iluminadoras con vitamina C o niacinamida pueden ayudar a tratar la hiperpigmentación. Si tienes piel sensible, evita las mascarillas con altas concentraciones de ácidos o ingredientes potencialmente irritantes.

Aplica las mascarillas sobre la piel limpia y déjalas actuar de 15 a 20 minutos. Retira la mascarilla y aplica suavemente la esencia restante con toques suaves. No enjuagues después de usar una mascarilla facial a menos que las instrucciones lo indiquen específicamente, ya que esto elimina los ingredientes beneficiosos que acabas de aplicar.

Paso 8: Crema para Ojos

La delicada zona de los ojos tiene una piel más fina y menos glándulas sebáceas que el resto del rostro, lo que la hace más propensa a la sequedad, las líneas de expresión y la sensibilidad. Las cremas para el contorno de ojos están especialmente formuladas para abordar estas necesidades específicas con fórmulas más suaves e hidratantes.

Busca cremas para el contorno de ojos con ingredientes como péptidos para reafirmar, cafeína para reducir la hinchazón, vitamina C para iluminar o retinol para combatir el envejecimiento (aunque el retinol debe introducirse gradualmente y puede no ser adecuado para ojos muy sensibles). Evita productos con fragancias fuertes o aceites esenciales que puedan irritar la sensible zona de los ojos.

Aplica la crema para el contorno de ojos con el dedo anular, ya que es el dedo que menos fuerza tiene y así evitas lesionarte. Aplica el producto con suaves toques alrededor del hueso orbital, evitando el contorno de los ojos y teniendo cuidado de no tirar ni estirar la delicada piel.

Paso 9: Hidratante

La crema hidratante proporciona una hidratación esencial y ayuda a sellar las capas anteriores de producto. Las cremas hidratantes asiáticas suelen tener texturas más ligeras, priorizando la hidratación en lugar de una oclusión intensa. Elige una crema hidratante adecuada para tu tipo de piel y la temporada.

Para pieles grasas, busca cremas hidratantes en gel o en loción ligera con ingredientes como ácido hialurónico o niacinamida. La piel seca se beneficia de las cremas hidratantes con ceramidas, colesterol o ácidos grasos. La piel mixta puede requerir diferentes cremas hidratantes para cada zona del rostro.

Aplica la crema hidratante con movimientos ascendentes, comenzando desde el centro del rostro hacia afuera. No olvides las zonas que suelen descuidarse, como el cuello, las orejas y la línea del cabello. Deja que la crema se absorba completamente antes de aplicar protector solar o maquillaje.

Paso 10: Protector Solar (Sólo en la Mañana)

El protector solar es el paso más importante en cualquier rutina matutina de cuidado de la piel, ya que la exposición a los rayos UV es la principal causa de envejecimiento prematuro y daño cutáneo. Los protectores solares asiáticos son reconocidos por sus texturas ligeras, altos niveles de protección y beneficios adicionales para el cuidado de la piel que hacen que la aplicación diaria sea más agradable.

Elige un protector solar de amplio espectro con al menos FPS 30, aunque es preferible un FPS 50+ para exposiciones prolongadas al aire libre. Los protectores solares asiáticos suelen incorporar ingredientes para el cuidado de la piel como ácido hialurónico, niacinamida o antioxidantes, que proporcionan beneficios adicionales además de la protección UV.

Aplica el protector solar generosamente; la mayoría de las personas usan sólo entre el 25 % y el 50 % de la cantidad recomendada. Usa aproximadamente 1/4 de cucharadita (o 1,25 ml) para rostro y cuello, y re-aplica cada 2 horas o después de nadar, sudar o secarse con la toalla. Si no estás seguro de cuánto protector solar equivale a 1/4 de cucharadita, usa la regla de la "cucharadita" o la "regla de los dos dedos". No olvides las zonas que a menudo se pasan por alto, como las orejas, el cuello y el contorno de los ojos.

Pasos Adicionales Opcionales

Mascarilla Limpiadora (1-2 Veces por Semana, NO usar el Mismo Día que la Exfoliación)

Las mascarillas limpiadoras proporcionan una purificación profunda que va más allá de los limpiadores diarios, lo que las convierte en un excelente complemento para la rutina de cuidado facial. Estos tratamientos especializados pueden ser a base de arcilla para controlar la grasa, a base de carbón para una limpieza profunda de los poros o a base de enzimas para una exfoliación suave y una piel radiante.

Las mascarillas de arcilla con bentonita, caolín o arcilla verde francesa son especialmente efectivas para pieles grasas y mixtas. Estas arcillas tienen una carga negativa que atrae las impurezas, toxinas y el exceso de grasa de los poros. Las propiedades absorbentes de la arcilla también ayudan a cerrar los poros temporalmente y a crear una piel más suave.

Las mascarillas de carbón utilizan la estructura porosa del carbón activado para extraer las impurezas de los poros. La gran superficie del carbón activado le permite unirse a las bacterias, las toxinas y el exceso de grasa, lo que las hace especialmente beneficiosas para pieles con tendencia acneica o expuestas a altos niveles de contaminación ambiental.

Las mascarillas enzimáticas que contienen papaína de papaya, bromelina de piña o enzimas de calabaza proporcionan una exfoliación química suave a la vez que limpian profundamente. Estas enzimas naturales descomponen las proteínas que unen las células muertas de la piel, revelando una piel más luminosa y suave, a la vez que eliminan las impurezas.

Aplica las mascarillas limpiadoras sobre la piel limpia y seca, evitando la delicada zona de los ojos. Sigue las instrucciones del fabricante para el tiempo de aplicación: normalmente de 10 a 15 minutos para las mascarillas de arcilla y de 5 a 10 minutos para las mascarillas enzimáticas. Pasando el tiempo, retirala con agua tibia haciendo suaves movimientos circulares y continua con tu rutina habitual. Usa las mascarillas limpiadoras 1 o 2 veces por semana, ajustando la frecuencia según la respuesta y las necesidades de tu piel.

Bruma Hidratante (Apto Para Cualquier Momento, Especialmente en Ambientes Secos)

Las brumas hidratantes proporcionan una capa adicional de hidratación y pueden distribuir ingredientes beneficiosos en una aplicación fina y uniforme que no altera las capas anteriores. Estas fórmulas ligeras pueden contener agua termal, extractos botánicos, ácido hialurónico u otros ingredientes hidratantes y calmantes.

La ciencia detrás de las brumas faciales reside en su capacidad para proporcionar hidratación inmediata a la superficie de la piel, a la vez que crea un microambiente húmedo que mejora la absorción de los productos posteriores. Las brumas de agua termal, en particular, contienen minerales naturales como selenio, sílice y bicarbonatos, que tienen propiedades antiinflamatorias y antioxidantes.

Las brumas hidratantes con ácido hialurónico o glicerina pueden retener hasta 1000 veces su peso en agua, proporcionando una hidratación intensa que rellena la piel y crea un entorno óptimo para la absorción de los sérums y tratamientos posteriores. Algunas brumas también contienen péptidos, antioxidantes o extractos botánicos que aportan beneficios adicionales para el cuidado de la piel.

Aplica la bruma facial sosteniendo el frasco a una distancia de 15 a 20 cm del rostro y rociando una capa fina y uniforme. Deja que la bruma actúe de 10 a 15 segundos y luego retira el exceso con las palmas de las manos. Este paso es especialmente beneficioso para personas con piel deshidratada, quienes viven en climas secos o durante viajes en avión, cuando la presión de la cabina puede deshidratar la piel.

Las brumas faciales también se pueden usar durante el día sobre el maquillaje para refrescar e hidratar la piel, lo que las convierte en una adición versátil a tu rutina de cuidado facial. Elige fórmulas sin alcohol para evitar la resequedad y busca brumas en envases con protección UV para preservar la estabilidad de los ingredientes activos.

Aceite Facial (Sólo de Noche)

Los aceites faciales proporcionan una capa adicional de nutrición y pueden ayudar a sellar las capas previas de hidratación y productos de tratamiento. Contienen ácidos grasos esenciales, antioxidantes y otros compuestos beneficiosos que refuerzan la función de barrera de la piel y ofrecen beneficios antienvejecimiento.

Cada aceite ofrece diferentes beneficios: el aceite de rosa mosqueta es rico en vitamina C y ácidos grasos esenciales para tratar el antienvejecimiento e iluminar la piel; el aceite de jojoba imita la producción natural de sebo de la piel y es apto para todo tipo de piel; el aceite de argán contiene vitamina E y ácidos grasos esenciales para hidratar y proteger la piel; el escualano es ligero y no comedogénico, lo que lo hace apto para pieles grasas.

Aplica 2-3 gotas de aceite facial en las palmas de las manos, caliéntalas un poco frotándolas entre sí y presiona suavemente sobre la piel. Concéntrate en las zonas más secas, como las mejillas y el contorno de ojos. Los aceites faciales deben usarse sólo en la rutina de noche, ya que pueden interferir con la aplicación y la eficacia del protector solar.

Gua-Sha/Rodillo de Jade (Sólo por la Noche, 1-3 Veces por Semana)

El gua-sha y el rodillo de jade son dos herramientas utilizadas para técnicas antiguas chinas de masaje facial que han ganado popularidad en las rutinas modernas de cuidado de la piel por su capacidad para promover el drenaje linfático, mejorar la circulación y optimizar la absorción del producto. Estas herramientas proporcionan un masaje terapéutico que puede ayudar a reducir la hinchazón, mejorar el tono de la piel y crear una apariencia facial más definida, a la vez que ofrecen una experiencia relajante y meditativa.

La ciencia detrás de las herramientas de masaje facial reside en su capacidad para estimular el sistema linfático, responsable de eliminar toxinas y el exceso de líquido de los tejidos. La suave presión y los movimientos específicos que se utilizan en la gua-sha y el rodillo de jade ayudan a movilizar el líquido linfático hacia los puntos de drenaje, reduciendo la hinchazón y favoreciendo un contorno facial más definido. Además, la acción del masaje aumenta la circulación sanguínea, aportando oxígeno y nutrientes a las células de la piel, a la vez que promueve el proceso natural de curación.

Las herramientas de gua-sha suelen estar hechas de piedras lisas como jade, cuarzo rosa o acero inoxidable, y presentan diversos bordes y curvas diseñados para adaptarse a los contornos naturales del rostro. La técnica consiste en aplicar una presión suave y movimientos específicos para masajear el rostro, siguiendo las vías naturales de drenaje linfático. Los rodillos de jade consisten en dos rodillos de piedra lisa de diferentes tamaños montados sobre un mango: el rodillo más grande se utiliza para zonas más amplias como las mejillas y la frente, y el rodillo más pequeño, para las zonas delicadas del contorno de ojos.

Los beneficios del masaje facial regular con estas herramientas van más allá de las mejoras estéticas inmediatas. Estudios han demostrado que el masaje facial puede aumentar el flujo sanguíneo hasta en un 25%, lo que mejora la llegada de nutrientes a las células de la piel y promueve la producción de colágeno. La estimulación mecánica también ayuda a mejorar el tono muscular facial, lo que puede contribuir a una apariencia más tersa y juvenil con el tiempo.

Al incorporar la gua-sha o el rodillo de jade a tu rutina, el momento oportuno es crucial para una máxima efectividad. Estas técnicas funcionan mejor cuando la piel tiene una capa de aceite o sérum que proporciona un deslizamiento adecuado y evita la tirantez o la irritación. Esto hace que la colocación después de la aplicación de aceite facial sea ideal, ya que el aceite proporciona el medio perfecto para un movimiento suave de la herramienta, mientras que el masaje ayuda a que los ingredientes beneficiosos penetren más profundamente en la piel.

Para la técnica gua-sha, ten las herramientas y manos limpias; comienza por el centro del rostro y desliza hacia afuera, aplicando una presión suave pero firme. Puedes iniciar por la frente, con movimientos ascendentes y externos desde el centro hacia las sienes, continuando hacia el contorno de los ojos, utilizando el borde curvo de la herramienta para masajear suavemente desde el lagrimal hacia afuera, en dirección a la sien, con cuidado de ejercer una muy ligera presión en esta delicada zona.

Para las mejillas, realiza movimientos largos y amplios desde la nariz hacia las orejas, siguiendo los contornos naturales del rostro. Trabaja en la línea de la mandíbula con movimientos ascendentes desde el centro del mentón hacia las orejas, ya que esto ayuda a promover el drenaje linfático y mejorar la definición de la mandíbula. Termina con el cuello, con movimientos descendentes desde la línea de la mandíbula hacia la clavícula para estimular el drenaje linfático.

La técnica del rodillo de jade es algo más sencilla, pero igualmente efectiva. Comienza con el rodillo más grande en la frente, rodando desde el centro hacia las sienes. Usa el rodillo más pequeño alrededor del delicado contorno de los ojos, rodando suavemente desde el lagrimal hacia afuera. Para las mejillas, masajea desde la nariz hacia las orejas y con movimientos ascendentes a lo largo de la mandíbula, desde el mentón hasta las orejas.

La presión debe ser lo suficientemente firme como para que resulte efectiva, pero lo suficientemente suave como para evitar enrojecimiento o irritación. El objetivo es estimular la circulación y el flujo linfático sin dañar los delicados tejidos faciales. Cada zona debe masajearse de 30 a 60 segundos, y la rutina completa dura de 5 a 10 minutos.

El mantenimiento de las herramientas es importante tanto para la higiene como para la eficacia. Limpia tu herramienta gua-sha o rodillo de jade después de cada uso con agua tibia y jabón suave, y luego secalos bien. Algunos profesionales prefieren guardar sus herramientas en el refrigerador, ya que la temperatura fresca puede proporcionar beneficios adicionales para reducir la hinchazón y crear una sensación refrescante durante su uso.

La frecuencia del gua-sha o del rodillo de jade se puede ajustar según la respuesta de tu piel y tus preferencias personales. La mayoría de las personas se benefician al usar estas técnicas de 3 a 4 veces por semana, aunque el uso diario generalmente es seguro para la mayoría de los tipos de piel. Las personas con piel muy sensible o brotes activos deben usar estas herramientas con menos frecuencia y con una presión más ligera.

Es importante destacar que, si bien el gua-sha y el rodillo de jade pueden brindar mejoras inmediatas en la apariencia de la piel, especialmente en términos de reducción de la hinchazón y mayor luminosidad, los beneficios a largo plazo se obtienen con el uso constante. Como en cualquier práctica de cuidado de la piel, la paciencia y la constancia son clave para obtener resultados duraderos.

Mascarilla Para Dormir o Mascarillas Nocturnas (Sólo por la Noche, 1-3 Veces por Semana)

Las mascarillas para dormir, también conocidas como mascarillas nocturnas, son productos de tratamiento intensivo diseñados para actuar mientras duermes. Sus fórmulas oclusivas crean una barrera protectora que previene la pérdida de agua transepidérmica, a la vez que proporcionan altas concentraciones de ingredientes beneficiosos durante toda la noche.

La ciencia detrás de las mascarillas para dormir reside en su capacidad para crear un entorno óptimo de curación para la piel durante el ciclo de reparación natural del cuerpo. Durante el sueño, aumenta la regeneración celular, mejora el flujo sanguíneo y aumenta la permeabilidad de la piel, haciéndola más receptiva a los ingredientes activos.

Las mascarillas nocturnas pueden ofrecer beneficios específicos según su formulación: desde hidratación y efecto antiedad hasta luminosidad y purificación. Las hidratantes suelen incluir activos como ácido hialurónico, ceramidas o extractos botánicos que nutren profundamente la piel mientras duermes. En el caso de las antiedad, ingredientes como péptidos, retinol y antioxidantes ayudan a reparar y prevenir los signos del envejecimiento. Las iluminadoras incorporan vitamina C, niacinamida o extractos naturales para unificar el tono y reducir la hiperpigmentación.

Aplica las mascarillas para dormir como último paso de tu rutina nocturna, después de que se hayan absorbido todos los demás productos. Aplica una capa fina y uniforme y deja que se absorba por completo antes de acostarte. Algunas mascarillas nocturnas están diseñadas para enjuagarse por la mañana, mientras que otras pueden dejarse puestas y continuar con tu rutina matutina habitual.

La frecuencia de uso de estas mascarillas depende de las necesidades y la tolerancia de tu piel. Comienza con una o dos veces por semana y ajusta la dosis según la respuesta de tu piel. Las personas con piel grasa o con tendencia acneica deben optar por fórmulas ligeras y no comedogénicas para evitar la obstrucción de los poros.

Guía de Personalización de la Rutina

Esta rutina de varios pasos ofrece flexibilidad y beneficios, y no es necesario usar cada paso a diario ni para cada persona. Saber cómo personalizar esta rutina según tus necesidades específicas, tipo de piel y estilo de vida es crucial para lograr resultados óptimos sin sobrecargar tu piel ni tu agenda.

Rutina Diaria Básica

La rutina diaria básica consta de los pasos esenciales que deben realizarse a diario: limpiador en aceite (noche), limpiador a base de agua, tónico, tratamientos/sérums, crema hidratante y protector solar (mañana). Estos seis pasos sientan las bases para un cuidado de la piel eficaz y abordan las necesidades básicas de limpieza, hidratación, tratamiento y protección de la piel.

Pasos Semanales de Mejora

La exfoliación, las mascarillas de tela y las mascarillas limpiadoras deben usarse de 1 a 3 veces por semana, según las necesidades y la tolerancia de tu piel. Estos pasos proporcionan un tratamiento intensivo y pueden ajustarse según la temporada o las necesidades específicas de la piel.

Pasos Potenciadores

La crema para ojos, la bruma hidratante, los aceites faciales, gua-sha y las mascarillas para dormir son pasos opcionales que pueden brindar beneficios adicionales, pero no son esenciales para todos. Estos pasos se pueden agregar según las necesidades específicas o preferencias.

Personalización del Tipo de Piel

Para piel grasa, prioriza fórmulas ligeras en gel e incluye exfoliación con BHA y mascarillas limpiadoras a base de arcilla. Evita o usa la mínima cantidad de aceite facial y elige productos no comedogénicos durante toda la rutina.

Para piel seca, prioriza pasos hidratantes como el "7 Skin Method" con tónico, brumas faciales y mascarillas de noche. Incluye aceites faciales y elige cremas hidratantes con ceramidas y ácidos grasos.

Para piel sensible, introduce los nuevos pasos gradualmente y elige fórmulas hipoalergénicas y sin perfume. Céntrate en ingredientes suaves y calmantes y evita las altas concentraciones de ingredientes activos.

Para pieles mixtas, considera usar diferentes productos en diferentes áreas del rostro o alternar entre formulaciones diseñadas para piel grasa y seca, según los cambios estacionales.

Técnicas de Tiempo y Aplicación

El tiempo de tu rutina de cuidado de la piel puede impactar significativamente su efectividad. Las rutinas matutinas deben enfocarse en protección y preparación para el día, mientras que las rutinas nocturnas pueden incluir tratamientos más intensivos e ingredientes enfocados en la reparación.

Permite un tiempo adecuado entre pasos para absorción—apurar el proceso puede reducir la efectividad y aumentar el riesgo de formación de bolitas. Generalmente, espera 30-60 segundos entre productos base agua y 2-3 minutos antes de aplicar productos base aceite o protector solar.

La técnica de palmaditas suaves ayuda a maximizar la absorción a la vez que proporciona una estimulación suave que puede mejorar la circulación. Use las palmas de las manos o las yemas de los dedos para aplicar los productos suavemente sobre la piel en lugar de frotar o tirar, ya que esto puede causar irritación o envejecimiento prematuro.

Ajustes Estacionales

Tu rutina de cuidado facial mejorada debe evolucionar con las estaciones y las condiciones ambientales para abordar eficazmente las necesidades cambiantes de la piel. Factores ambientales como la humedad, la temperatura, la calidad del aire y la intensidad de los rayos UV afectan la salud de la piel, por lo tanto, deberían influir en la elección de productos y la frecuencia de tu rutina.

Adaptaciones en Invierno

El invierno suele requerir productos más ricos y oclusivos para combatir el aire seco y la calefacción interior. Aumenta la frecuencia de los pasos hidratantes, como brumas faciales y mascarillas de noche, y considera cambiar a cremas hidratantes, incluso si sueles usar fórmulas más ligeras. La baja humedad del aire invernal puede provocar una mayor pérdida de agua transepidérmica, por lo que las esencias hidratantes y los aceites faciales son especialmente beneficiosos.

Las mascarillas limpiadoras deben usarse con menos frecuencia en invierno, ya que la función barrera de la piel puede verse afectada por las inclemencias del tiempo. Concéntrate en mascarillas hidratantes y nutritivas en lugar de mascarillas de arcilla de limpieza profunda. También puede ser necesario reducir la frecuencia de la exfoliación para evitar una sensibilización excesiva de la piel ya estresada.

Modificaciones Para el Verano

El aumento de la humedad y el calor del verano puede requerir fórmulas más ligeras e hidratantes que no resulten pesadas ni contribuyan al exceso de grasa. Las cremas hidratantes en gel, las esencias ligeras y las brumas faciales refrescantes se vuelven especialmente útiles durante el calor.

Aumente la frecuencia de las mascarillas limpiadoras para abordar el aumento de la producción de grasa y los contaminantes ambientales que pueden acumularse en la piel durante las actividades de verano. La exfoliación con BHA puede ser más beneficiosa que la exfoliación con AHA durante el verano, ya que los BHA son liposolubles y pueden abordar mejor el aumento de la producción de sebo.

El uso de protector solar se vuelve aún más crucial durante el verano, y es posible que deba cambiar a fórmulas con FPS más alto o a opciones más resistentes al agua si vas a pasar mucho tiempo al aire libre o participar en actividades acuáticas.

Transiciones de Primavera y Otoño

Las estaciones de transición pueden provocar sensibilidad a medida que la piel se adapta a las condiciones cambiantes. Durante estas épocas, concéntrate en productos suaves que fortalezcan la barrera cutánea y en algunas temporadas resulta el momento ideal para introducir gradualmente nuevos productos o ajustar la frecuencia de los pasos del tratamiento.

La primavera suele considerarse la mejor época para introducir nuevos ingredientes activos como el retinol o concentraciones más altas de ácidos, ya que la piel tendrá tiempo de desarrollar tolerancia antes de la exposición solar más intensa del verano. El otoño es una época excelente para centrarse en la reparación y renovación tras la exposición solar, lo que la hace ideal para introducir tratamientos iluminadores y productos antiedad más intensivos.

Adaptaciones Ambientales

Los entornos urbanos con altos niveles de contaminación pueden requerir protección antioxidante adicional y una limpieza profunda más frecuente. Considera añadir sérums ricos en antioxidantes, aumentar la frecuencia de las mascarillas limpiadoras y asegurar una doble limpieza profunda para eliminar las partículas contaminantes que se pueden acumular en la piel.

Los viajes en avión y los ambientes con aire acondicionado pueden ser particularmente deshidratantes, por lo que las brumas faciales y las esencias hidratantes son especialmente valiosas. Considera llevar una bruma facial de viaje para usarla durante vuelos o en entornos de oficina secos.

Construyendo Tu Rutina Personalizada

La clave para un cuidado de la piel mejorado y exitoso es una personalización minuciosa basada en las necesidades individuales de tu piel, estilo de vida, preferencias y objetivos. La rutina de varios pasos proporciona un marco integral, pero el arte reside en seleccionar y combinar los pasos que te brinden el mayor beneficio para tu situación particular.

Evaluación y Establecimiento de Objetivos

Comienza por evaluar honestamente el estado actual de tu piel, tus principales preocupaciones y las limitaciones de tu estilo de vida. ¿Sufres de acné, envejecimiento, hiperpigmentación, sensibilidad o deshidratación? ¿Cuánto tiempo puedes dedicar de forma realista al cuidado de la piel cada mañana y cada noche? ¿Cuál es tu presupuesto para productos y qué tan importante es la experiencia sensorial de tu rutina?

Establece objetivos realistas y específicos para tu rutina de cuidado de la piel. En lugar de aspirar a una "piel perfecta", céntrate en objetivos alcanzables como "reducir la apariencia de las líneas de expresión alrededor de los ojos" o "lograr un tono de piel más uniforme". Este enfoque te ayuda a seleccionar los pasos y productos más adecuados, manteniendo expectativas realistas.

Estrategia de Implementación Gradual

Evita la tentación de implementar todos los cambios deseados en tu rutina de inmediato. Comienza con tu rutina actual o la rutina principal (limpiador, tónico, tratamiento, hidratante, protector solar) e introduce nuevos pasos o ingredientes una vez que tu piel se haya adaptado, o espera de una a dos semanas. Recuerda que la mayoría de los cambios tardarán al menos 6 semanas en notar el efecto. Además, evita introducir muchos ingredientes activos nuevos a la vez. Este enfoque gradual te permite evaluar cómo responde tu piel a cada adición e identificar qué pasos o ingredientes activos ofrecen los beneficios más notables.

Lleva un diario sencillo de cuidado de la piel, anotando los productos y pasos que usas a diario y cualquier cambio en la apariencia o sensación de tu piel. Este registro te ayudará a identificar patrones y optimizar tu rutina con el tiempo.

Principios de Selección de Productos

Al seleccionar productos para tu rutina mejorada, prioriza la calidad sobre la cantidad. Es mejor tener pocos productos de alta calidad que funcionen bien juntos, que muchos productos mediocres que pueden entrar en conflicto u ofrecer beneficios redundantes. Investiga los ingredientes y elige productos con eficacia comprobada y concentraciones adecuadas para tu tipo de piel y tus necesidades.

Considera el equilibrio general de tu rutina. Si usas varios ingredientes activos, asegúrate de que sean compatibles y de no sobrecargar tu piel. Equilibra los tratamientos activos con pasos calmantes e hidratantes para mantener la barrera cutánea saludable.

Flexibilidad y Adaptación de la Rutina

Incorpora flexibilidad a tu rutina para adaptarla a diferentes horarios, necesidades de la piel y circunstancias de la vida. Desarrolla una "rutina rápida" para días ajetreados que incluya sólo los pasos más esenciales y una "rutina completa" para cuando tengas más tiempo y quieras disfrutar de la experiencia completa.

Prepárate para ajustar tu rutina según los cambios hormonales, los niveles de estrés, los viajes, las enfermedades u otros factores que puedan afectar tu piel. La modularidad de la rutina mejorada facilita añadir o eliminar pasos según sea necesario sin afectar la eficacia general.

Mantenimiento y Evolución a Largo Plazo

Recuerda que el cuidado de la piel es un compromiso a largo plazo y que tu rutina debe evolucionar a medida que tu piel cambia con la edad, las estaciones y las circunstancias de la vida. Lo que funciona a los 25 puede no funcionar a los 35, y lo que funciona en invierno puede no funcionar en verano. Acepta esta evolución como parte del camino hacia una piel óptima.

Reevalúa regularmente la eficacia de tu rutina y está dispuesto/a a hacer cambios cuando los productos ya no satisfagan tus necesidades. Mantente informado sobre los nuevos ingredientes y fórmulas, pero evita la tentación de buscar constantemente las últimas tendencias en detrimento de la consistencia con productos de eficacia comprobada.

El Aspecto de la Atención Plena

Una rutina de cuidado de la piel mejorada ofrece una oportunidad para la atención plena diaria y el autocuidado que va más allá de los beneficios físicos para la piel. Aprovecha este tiempo para conectar contigo mismo/a, practicar la gratitud y crear un sentido de ritual y rutina que favorezca tu bienestar general.

El acto de cuidar tu piel puede convertirse en una forma de meditación, ayudándote a empezar y terminar cada día con intención y autocompasión. Este enfoque consciente del cuidado de la piel a menudo conduce a una mejor consistencia y una mayor satisfacción con la rutina, independientemente de los productos específicos utilizados.

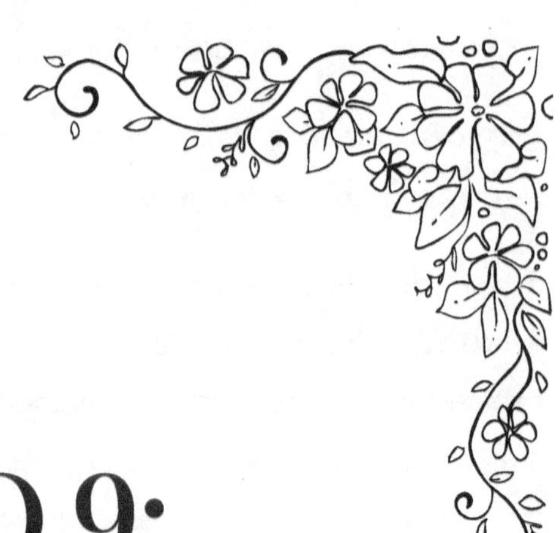

CAPÍTULO 9: INGREDIENTES PODEROSOS: *Sabiduría Tradicional e Innovaciones Modernas*

La Sabiduría Tradicional se Encuentra con la Ciencia Moderna

La mayor fortaleza del cuidado asiático de la piel radica en su capacidad de conectar la sabiduría ancestral con la investigación científica de vanguardia, creando formulaciones que honran el conocimiento tradicional mientras entregan resultados comprobados. Los ingredientes poderosos que han definido la belleza asiática durante siglos—ginseng, té verde y agua de arroz—continúan sus papeles centrales en formulaciones modernas, validados por investigación extensa que confirma sus beneficios notables para la salud y apariencia de la piel.

Estos ingredientes tradicionales y modernos representan más que un sólo atractivo de marketing; encarnan miles de años de conocimiento empírico sobre lo que funciona para la salud de la piel. La cultura asiática ha reconocido durante mucho tiempo la conexión entre el bienestar interno y la belleza externa, llevando al uso de ingredientes que proporcionan beneficios tanto nutricionales como tópicos. El análisis científico moderno ha revelado los complejos mecanismos bioquímicos detrás de estos remedios tradicionales, lo que explica por qué han seguido siendo populares a lo largo de generaciones [39].

El enfoque asiático para incorporar ingredientes tradicionales al cuidado de la piel moderno implica sofisticadas técnicas de extracción, la estandarización de compuestos activos y sistemas de administración innovadores que maximizan la biodisponibilidad, manteniendo al mismo tiempo los beneficios suaves y holísticos que hicieron valiosos a estos ingredientes en un principio. Esta unión de tradición e innovación ha creado algunos de los ingredientes para el cuidado de la piel más efectivos y apreciados del mundo.

Ginseng: La Raíz de la Vitalidad

El ginseng ha sido venerado durante más de 2000 años como un adaptógeno poderoso y hierba curativa. En la cultura asiática, el ginseng es considerado el "rey de las hierbas," valorado por su capacidad de restaurar vitalidad, mejorar longevidad y promover el bienestar general. La traducción de estos beneficios internos al cuidado tópico de la piel ha hecho del ginseng uno de los ingredientes anti-envejecimiento más investigados y efectivos en la industria asiática de la belleza.

La Ciencia Detrás de las Propiedades Anti-Envejecimiento del Ginseng

Los efectos anti-envejecimiento notables del ginseng provienen de su rica concentración de ginsenósidos, compuestos saponínicos únicos que proporcionan propiedades antioxidantes, antiinflamatorias y estimulantes potentes del colágeno. Las investigaciones han identificado más de 40 ginsenósidos diferentes en el ginseng rojo, cada uno contribuyendo a los beneficios anti-envejecimiento comprensivos del ingrediente.

El ginsenoside Rb1, uno de los compuestos más abundantes y bien estudiados, ha mostrado estimular la síntesis de colágeno activando fibroblastos, las células responsables de producir las proteínas estructurales que mantienen la piel firme y elástica. Los estudios clínicos han demostrado que la aplicación tópica de ginsenoside Rb1 puede aumentar la producción de colágeno hasta en un 60% durante un período de 12 semanas [40].

El ginsenósido Rg1 proporciona una potente protección antioxidante, neutralizando los radicales libres que contribuyen al envejecimiento prematuro y al daño celular. Este compuesto ha demostrado ser más eficaz que la vitamina E para proteger las células cutáneas del estrés oxidativo, lo que lo hace especialmente valioso para prevenir el envejecimiento ambiental.

Beneficios del Ginseng para la Circulación

Una de las propiedades más valiosas del ginseng para el cuidado de la piel es su capacidad para mejorar la microcirculación, aportando nutrientes a las células cutáneas y ayudando a eliminar los desechos. Esta circulación mejorada contribuye a la luminosidad saludable que los productos con ginseng son famosos por producir.

Una mejor circulación también favorece los procesos naturales de reparación y regeneración de la piel, ayudando a acelerar la cicatrización y la renovación. Esto hace que el ginseng sea especialmente beneficioso para pieles maduras, estresadas y en recuperación de daños ambientales o tratamientos cutáneos.

Los efectos del ginseng para la circulación se pueden potenciar mediante técnicas de masaje que estimulan el flujo sanguíneo a la vez que liberan sus compuestos activos. Las rutinas asiáticas de cuidado de la piel suelen enfatizar el masaje suave al aplicar productos con ginseng para maximizar estos beneficios circulatorios.

Evidencia Clínica e Investigación

Un estudio pionero publicado en el Journal of Ginseng Research reveló que los participantes que usaron productos para el cuidado de la piel con ginseng mostraron mejoras significativas en la elasticidad, la hidratación y el aspecto general de la piel después de 12 semanas de uso [41].

Otro estudio, centrado específicamente en el extracto de ginseng rojo, demostró que la aplicación tópica podría reducir la aparición de líneas de expresión en un promedio del 27 % y mejorar la firmeza de la piel en un 23 % durante un período de 8 semanas. Estos resultados se atribuyeron a la capacidad del ginseng para estimular la producción de colágeno y mejorar la función de barrera cutánea [42].

Las investigaciones también han demostrado que el ginseng puede ayudar a proteger contra el daño inducido por los rayos UV e incluso podría ayudar a reparar el fotodaño existente. Este efecto fotoprotector, combinado con sus propiedades antienvejecimiento, convierte al ginseng en un ingrediente excelente para rutinas integrales de cuidado de la piel antienvejecimiento.

Té Verde: La Potencia Antioxidante

El mérito del té verde es su excepcional concentración de galato de epigalocatequina (EGCG), que proporciona una protección antioxidante entre 25 y 100 veces más potente que las vitaminas C y E. Esto hace que el té verde sea el mejor escudo ambiental en el cuidado de la piel, ofreciendo una protección incomparable contra la contaminación, el daño de los rayos UV y el ataque de los radicales libres [43].

El Perfil de Polifenoles del Té Verde

El té verde contiene cuatro catequinas principales: epicatechin (EC), epicatechin gallate (ECG), epigallocatechin (EGC), and epigallocatechin gallate (EGCG). El EGCG es el más abundante y potente de estos compuestos, representando entre el 50% y el 80% del contenido total de catequinas en los extractos de té verde de alta calidad.

La capacidad antioxidante del EGCG es aproximadamente de 25 a 100 veces mayor que la de las vitaminas C y E, lo que lo convierte en uno de los antioxidantes más potentes disponibles para el cuidado de la piel. Esta excepcional actividad antioxidante ayuda a proteger las células cutáneas del daño de los radicales libres causado por la exposición a los rayos UV, la contaminación y otros factores ambientales estresantes [44].

Los efectos sinérgicos de la acción conjunta de múltiples catequinas proporcionan una protección más completa que la de cualquier compuesto por separado. Por ello, los extractos enteros de té verde suelen ser más eficaces que el EGCG aislado, lo que demuestra la eficacia de los enfoques tradicionales basados en la planta entera para el cuidado de la piel.

Beneficios Fotoprotectores y Refinamiento de Poros

Si bien el té verde no puede reemplazar al protector solar, su capacidad única para absorber la radiación UV y neutralizar los radicales libres generados por el sol lo convierte en un complemento excepcional para la protección solar diaria. Estudios demuestran que el uso regular de productos a base de té verde puede prevenir la formación de manchas solares, reducir la inflamación inducida por los rayos UV e incluso ayudar a reparar el fotodaño existente.

Las propiedades seborreguladoras del té verde están dirigidas específicamente a la piel grasa y mixta, y se ha demostrado que el EGCG regula la actividad de las glándulas sebáceas sin resecarla. Esto hace que el té verde sea especialmente valioso para el refinamiento de poros y el control de la grasa en las rutinas de cuidado de la piel asiáticas.

Agua de Arroz: El Secreto de Belleza Iluminador

El agua de arroz se erige como uno de los secretos de belleza más preciados de Asia, con más de 2000 años de uso documentado, desde la dinastía Qin hasta las legendarias tez de porcelana de las geishas japonesas. Lo que hace al agua de arroz verdaderamente única es su potencial de fermentación, que transforma los nutrientes básicos del arroz en sofisticados compuestos de belleza que el agua de arroz fresca no puede proporcionar [45].

Transformación por Fermentación

Las prácticas tradicionales de belleza asiáticas reconocían que el agua de arroz fermentada poseía beneficios superiores al agua de arroz fresca, una sabiduría ahora validada por la ciencia moderna. El proceso de fermentación descompone los nutrientes complejos en moléculas más pequeñas y biodisponibles, a la vez que crea compuestos beneficiosos completamente nuevos mediante levaduras y bacterias naturales que convierten los almidones y las proteínas en aminoácidos, ácidos orgánicos y antioxidantes.

El agua de arroz fermentada contiene concentraciones significativamente más altas de aminoácidos (hasta 3 veces más), ácidos orgánicos y antioxidantes en comparación con el agua de arroz fresca. El proceso de fermentación crea alfahidroxiácidos naturales, como el ácido láctico y el ácido glicólico, que proporcionan una exfoliación suave y beneficios iluminadores sin el potencial de irritación de los ácidos sintéticos [46].

La Revolución de la Pitera

La Pitera, el legendario ingrediente que forjó la reputación de SK-II, representa la cumbre de la tecnología del arroz fermentado. Derivado de una cepa específica de levadura (filtrado de fermento de Galactomyces) utilizada en la producción de sake, la Pitera contiene más de 50 compuestos beneficiosos, incluyendo aminoácidos, minerales, vitaminas y ácidos orgánicos. El descubrimiento surgió al observar las manos extraordinariamente suaves y jóvenes de los fabricantes de sake, un testimonio del poder transformador de los compuestos del arroz fermentado.

Perfil Nutricional y Mecanismos de Aclarado

La eficacia del agua de arroz se debe a su rica composición, que contiene vitaminas del complejo B (en particular, inositol y biotina), vitamina E, minerales (potasio, magnesio, zinc), aminoácidos y antioxidantes. El ácido ferúlico proporciona protección contra el daño ambiental y ayuda a prevenir la hiperpigmentación, trabajando sinérgicamente con otros antioxidantes derivados del arroz.

Los efectos aclaradores del agua de arroz actúan a través de múltiples vías complementarias. El ácido kójico natural proporciona una suave inhibición de la tirosinasa, lo que ayuda a prevenir y atenuar las manchas oscuras sin irritación. La arbutina, presente de forma natural en los productos de arroz fermentado, proporciona una inhibición adicional de la tirosinasa mediante un mecanismo diferente, creando efectos iluminadores sinérgicos. La suave exfoliación enzimática ayuda a acelerar la descamación natural de las células pigmentadas de la piel, a la vez que promueve la renovación celular saludable [47].

pH Harmony y Aplicaciones Modernas

Una de las características más valiosas del agua de arroz es su compatibilidad natural con el pH de la piel sana (5,5 a 6,5), que se ajusta perfectamente al manto ácido de la piel y la hace excepcionalmente suave, a la vez que proporciona beneficios iluminadores. Esta compatibilidad con el pH permite una administración eficaz de los compuestos activos sin comprometer la salud de la piel, lo que explica su uso histórico para lograr una tez luminosa.

El cuidado de la piel contemporáneo ha perfeccionado el agua de arroz tradicional mediante técnicas de fermentación avanzadas y sistemas de administración innovadoras. Las fórmulas modernas suelen combinar múltiples cepas de fermentación, mientras que los sistemas de liberación prolongada permiten una administración sostenida de los compuestos activos durante todo el día, maximizando los beneficios iluminadores e hidratantes.

Aloe Vera: La Planta de la Inmortalidad

La ventaja distintiva del aloe vera reside en sus propiedades refrescantes y analgésicas inmediatas, combinadas con acemanano, un polisacárido único que proporciona beneficios inmunoestimulantes y cicatrizantes que ninguna otra planta ofrece. Esta combinación convierte al aloe vera en el ingrediente de primeros auxilios definitivo para la piel irritada, inflamada o dañada por el sol [48].

El Poder Único del Acemanano

El acemanano, el compuesto característico del aloe vera, estimula la actividad de los macrófagos y mejora la cicatrización de heridas mediante mecanismos que otros polisacáridos vegetales no pueden replicar. Este compuesto es responsable de la capacidad del aloe vera para reducir el tiempo de curación de quemaduras hasta en 9 días en comparación con los tratamientos convencionales [49].

El 99 % de contenido de agua del gel, combinado con su 1 % de bioactivos concentrados, crea un sistema de administración único que proporciona un alivio refrescante inmediato a la vez que transporta compuestos terapéuticos a las capas más profundas de la piel. Este mecanismo de doble acción explica la eficacia del aloe vera tanto para el alivio inmediato de los síntomas como para la curación a largo plazo.

Especialista en Alivio Instantáneo

El efecto refrescante inmediato del aloe vera, combinado con sus enzimas antiinflamatorias como la bradiquinasa, proporciona un alivio rápido del dolor y la inflamación. Esto lo hace especialmente útil para tratar quemaduras solares, lesiones menores e irritación cutánea aguda, donde se requiere un alivio inmediato junto con un apoyo para la curación.

Aceite de Árbol de Té: El Especialista en Terpinen-4-ol

El poder terapéutico del aceite de árbol de té proviene específicamente de su concentración del 30% al 48% de terpinen-4-ol, un compuesto que proporciona efectos antimicrobianos y antiinflamatorios específicos, particularmente efectivos contra Cutibacterium acnes, la principal bacteria responsable del desarrollo del acné [50].

Precisión del Terpinen-4-ol

A diferencia de los antimicrobianos de amplio espectro, el terpinen-4-ol ataca específicamente a las bacterias que causan el acné, a la vez que es lo suficientemente suave como para su uso regular. Estudios clínicos demuestran que el gel de aceite de árbol de té al 5% tiene la misma eficacia que el peróxido de benzoilo al 5% para el tratamiento del acné, pero con significativamente menos efectos secundarios, tales como menor sequedad, irritación y ardor [51].

La capacidad del aceite para penetrar profundamente en los poros, a la vez que proporciona protección antimicrobiana, lo hace particularmente eficaz para prevenir el crecimiento excesivo de bacterias que provoca el acné inflamatorio. Esta acción de penetración profunda, combinada con la regulación del sebo, aborda simultáneamente múltiples factores causantes del acné.

Beneficios específicos para el acné

La eficacia del aceite de árbol de té contra las bacterias resistentes a los antibióticos, incluido el SARM, lo hace especialmente valioso en una era de creciente resistencia bacteriana. La capacidad del aceite para alterar las membranas celulares microbianas y reducir la producción de mediadores inflamatorios crea condiciones óptimas para la curación del acné sin los efectos adversos de los tratamientos sintéticos [52].

Caléndula: La Suave Sanadora

La Caléndula officinalis, comúnmente conocida como caléndula, destaca en el mundo del cuidado de la piel por su excepcional suavidad combinada con eficaces propiedades curativas. Esta flor de color naranja brillante ha sido apreciada durante más de 1000 años, pero lo que hace a la caléndula verdaderamente única es su inigualable perfil de seguridad, haciéndola apta incluso para las pieles más sensibles, incluyendo bebés y personas con afecciones cutáneas reactivas [53].

El Poder Suave de los Triterpenos

Los efectos terapéuticos de la caléndula provienen principalmente de sus triterpenos, en particular el faradiol y sus ésteres, que proporcionan beneficios antiinflamatorios y cicatrizantes sin la irritación potencial de los principios activos más fuertes. A diferencia de muchos ingredientes botánicos, los compuestos activos de la caléndula actúan con suavidad, lo que la hace ideal para uso prolongado y aplicaciones en pieles sensibles [54].

La flor también contiene flavonoides únicos como la quercetina y la rutina, junto con carotenoides que le dan a la caléndula su color distintivo. Estos compuestos proporcionan protección antioxidante a la vez que favorecen los procesos naturales de curación de la piel mediante mecanismos suaves y no irritantes.

Seguridad Excepcional

Lo que realmente distingue a la caléndula es su notable historial de seguridad. Estudios clínicos demuestran consistentemente que los extractos de caléndula son tolerados incluso por personas con afecciones como eccema o dermatitis, donde la mayoría de los demás ingredientes causarían irritación. Esta excepcional suavidad ha convertido a la caléndula en un pilar fundamental del cuidado de la piel sensible y pediátrica, con extensas investigaciones que validan su seguridad y eficacia para tratar la dermatitis del pañal, cortes menores y otros problemas cutáneos comunes.

Las investigaciones demuestran que la caléndula no es comedogénica ni sensibilizante y rara vez causa reacciones alérgicas, lo que la convierte en una excelente opción para personas con sensibilidad múltiple o piel reactiva que necesitan un tratamiento eficaz sin riesgo de reacciones adversas. Este perfil de seguridad se extiende a su uso durante el embarazo y la lactancia, donde muchos otros ingredientes activos están contraindicados.

Mucina de Caracol: La Maravilla Regenerativa

La mucina de caracol representa el ingrediente más innovador de la K-beauty, transformando una secreción natural inusual en un sofisticado potente regenerador. Lo que hace a la mucina de caracol verdaderamente única es su compleja composición biológica, que imita muchos de los compuestos presentes de forma natural en la piel humana sana, lo que le confiere una biocompatibilidad y una eficacia excepcionales [55].

Composición Regenerativa Única

A diferencia de otros ingredientes hidratantes, la mucina de caracol contiene una sofisticada mezcla de factores de crecimiento, glicoproteínas y ácido hialurónico natural que actúan sinérgicamente para estimular la regeneración cutánea. La presencia de alantoína proporciona una exfoliación suave a la vez que promueve la renovación celular, creando una combinación única de hidratación inmediata y mejora de la piel a largo plazo.

Las glicoproteínas presentes en la mucina de caracol son especialmente destacables, ya que crean una barrera protectora sobre la superficie cutánea a la vez que transportan compuestos bioactivos a las capas más profundas. Este mecanismo de doble acción proporciona un refuerzo inmediato de la barrera cutánea y beneficios regenerativos sostenidos que continúan actuando aun después de su aplicación.

Factores de Crecimiento y Regeneración Celular

Lo que realmente distingue a la mucina de caracol de otros ingredientes es su contenido natural de factores de crecimiento que estimulan la producción de colágeno y elastina. Estudios clínicos demuestran que la mucina de caracol puede aumentar la síntesis de colágeno hasta en un 40% en fibroblastos humanos, a la vez que promueve la angiogénesis para favorecer una función cutánea saludable.

Las investigaciones demuestran que la mucina de caracol puede ayudar a atenuar las cicatrices del acné, la hiperpigmentación y otros tipos de daño cutáneo gracias a su capacidad para promover la renovación celular saludable y la remodelación del colágeno. La naturaleza suave de estos efectos regenerativos hace que la mucina de caracol sea adecuada para un uso prolongado sin la potencial irritación de los tratamientos más agresivos, a la vez que proporciona auténticos beneficios antienvejecimiento que van más allá de la simple hidratación.

Centella Asiática: La Hierba Curativa

La Centella asiática, también conocida como Gotu Kola, Centella Asiática o Hierba Tigre, se distingue por sus compuestos triterpénicos únicos que brindan beneficios terapéuticos específicos para pieles problemáticas y sensibles. Lo que hace tan especial es su capacidad específica para tratar el acné, las cicatrices y las afecciones inflamatorias de la piel mediante mecanismos bioquímicos precisos.

Compuestos Triterpénicos Especializados

El poder terapéutico de la Centella asiática reside en sus cuatro compuestos triterpénicos clave: asiaticósido, madecasósido, ácido asiático y ácido madecásico. Estos compuestos actúan a través de vías específicas que la hacen particularmente efectiva para la piel con tendencia acneica y la prevención de cicatrices. El asiaticósido estimula la síntesis de colágeno a la vez que promueve su correcta organización, lo que resulta en una reparación tisular más fuerte y flexible.

El madecasósido proporciona efectos antiinflamatorios específicos al inhibir específicamente la producción de óxido nítrico y citocinas, lo que la hace particularmente efectiva para tratar afecciones inflamatorias de la piel como el eccema, la dermatitis y el acné. Esta acción específica permite que la Centella calme la inflamación sin inhibir los procesos naturales de curación de la piel.

Especialización en Acné y Cicatrices

Lo que distingue a la Centella asiática es su eficacia comprobada para el tratamiento del acné y la prevención de cicatrices. Su capacidad para regular la producción de sebo y controlar el crecimiento bacteriano la hace especialmente valiosa para el tratamiento integral del acné. Estudios clínicos demuestran que la Centella puede ayudar a prevenir la formación de comedones y favorecer la cicatrización de las lesiones de acné existentes [56].

Las propiedades cicatrizantes de la Centella asiática la hacen especialmente valiosa para el tratamiento de las cicatrices del acné y la hiperpigmentación postinflamatoria. Su capacidad para regular la producción de colágeno y reducir la inflamación excesiva la hace especialmente beneficiosa para personas propensas a las cicatrices o con antecedentes de mala cicatrización, ayudando a atenuar las marcas existentes y previniendo la formación de nuevas cicatrices para lograr una piel más clara y uniforme con el tiempo.

PDRN: La Innovación Regenerativa

La PDRN representa la vanguardia de la biotecnología para el cuidado de la piel, derivado del ADN del salmón mediante sofisticados procesos de purificación. Este ingrediente avanzado estimula la regeneración celular a nivel molecular mediante la activación de receptores específicos, lo que lo convierte en uno de los ingredientes científicamente más avanzados en el cuidado de la piel moderno.

Mecanismo de Regeneración Molecular

El PDRN actúa activando los receptores de adenosina A2A, lo que desencadena respuestas celulares que incluyen un aumento de la síntesis de colágeno, una mayor angiogénesis y una proliferación celular acelerada. Este mecanismo mediado por receptores garantiza beneficios regenerativos específicos sin efectos secundarios indeseados, lo que representa una nueva frontera en el cuidado de la piel basado en la evidencia [57].

Las investigaciones demuestran que el PDRN puede estimular la producción del factor de crecimiento endotelial vascular (VEGF), promoviendo la formación de nuevos vasos sanguíneos y mejorando la oxigenación tisular, es decir al proceso de suministro y utilización de oxígeno en los tejidos del cuerpo. Este efecto angiogénico es crucial para mantener una función cutánea saludable y favorecer los procesos de reparación a nivel celular.

Evidencia Clínica Antienvejecimiento

Estudios clínicos demuestran que el PDRN puede aumentar la elasticidad de la piel hasta en un 30% y mejorar la hidratación en un 25% tras 8 semanas de tratamiento. La capacidad de este ingrediente para estimular la producción de colágeno y elastina produce un auténtico rejuvenecimiento de la piel, con mejoras en la textura, el tono y una apariencia juvenil general [58].

El PDRN también ha demostrado su eficacia en el tratamiento de cicatrices de acné, estrías y otros tipos de daño cutáneo gracias a sus propiedades regenerativas. Se han desarrollado sistemas de administración avanzados que utilizan tecnologías liposomales y de nanopartículas para maximizar los beneficios del PDRN, garantizando a la vez su estabilidad y biodisponibilidad, lo que representa el futuro del cuidado avanzado de la piel antienvejecimiento.

Incorporando Ingredientes en La Rutina

Aplicaciones Matutinas

Los ingredientes poderosos se pueden incorporar eficazmente a las rutinas matutinas para brindar protección y preparación para el día siguiente. Ingredientes ricos en antioxidantes como el té verde y el aloe vera son ideales para usar por la mañana, protegiendo contra los factores ambientales estresantes durante todo el día.

Las fórmulas ligeras con mucina de caracol o agua de arroz brindan beneficios hidratantes y protectores que crean una base ideal para la aplicación del maquillaje. La suavidad de estos ingredientes los hace adecuados para el uso diario por la mañana sin irritación.

Tratamientos Nocturnos

Las rutinas nocturnas pueden incluir tratamientos más intensivos con ingredientes tradicionales que estimulan los procesos naturales de reparación de la piel durante el sueño. Los sérums o hidratantes con ginseng pueden proporcionar beneficios antienvejecimiento a la vez que favorecen la regeneración cutánea nocturna.

Los tratamientos con arroz fermentado pueden ser especialmente eficaces si se usan durante la noche, permitiendo que sus compuestos beneficiosos actúen durante periodos prolongados sin la interferencia de factores ambientales ni del maquillaje.

El Futuro de los Ingredientes en la Belleza

La evolución de los ingredientes en el cuidado de la piel continúa avanzando gracias a la biotecnología, el abastecimiento sostenible y los innovadores sistemas de administración. La tecnología de fermentación se utiliza para mejorar la biodisponibilidad y la eficacia de los ingredientes tradicionales, creando a la vez nuevos compuestos con beneficios mejorados.

Los métodos de abastecimiento y producción sostenibles cobran cada vez más importancia a medida que los consumidores demandan productos de belleza respetuosos con el medio ambiente. Esto ha dado lugar a innovaciones en el cultivo, la extracción y el procesamiento que mantienen la eficacia de los ingredientes y minimizan el impacto ambiental.

Los enfoques personalizados para el cuidado de la piel permiten formulaciones a medida que optimizan los ingredientes para las necesidades y problemas individuales de la piel. Las herramientas de diagnóstico avanzadas y los sistemas de formulación basados en IA permiten crear rutinas de cuidado de la piel verdaderamente personalizadas que maximizan los beneficios de estos extraordinarios ingredientes.

La duradera popularidad y la continua innovación en torno a estos ingredientes reflejan su eficacia comprobada y su naturaleza suave. Estos ingredientes representan lo mejor de la sabiduría tradicional y la ciencia moderna, validados por una extensa investigación y mejorados mediante innovadoras técnicas de formulación. Al comprender sus beneficios e incorporarlos adecuadamente a las rutinas de cuidado de la piel, los consumidores pueden experimentar los beneficios, comprobados científicamente, de los compuestos curativos y embellecedores más poderosos de la naturaleza.

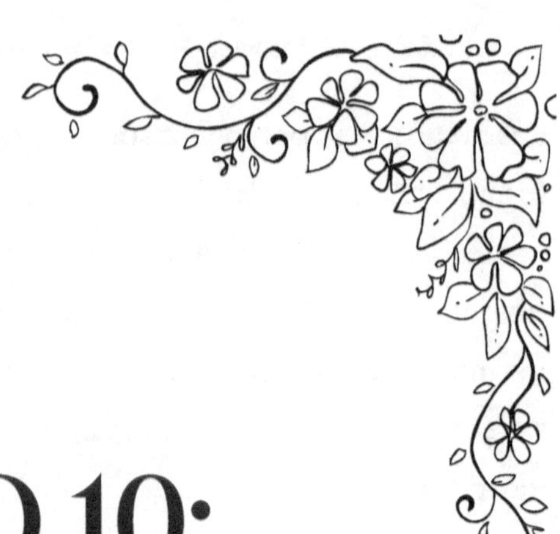

CAPÍTULO 10:
DIETA, ESTILO DE VIDA Y BIENESTAR INTERIOR

Los Fundamentos Holísticos de la Belleza Asiática

La filosofía asiática de la belleza reconoce que la piel verdaderamente radiante no puede lograrse sólo a través de tratamientos tópicos. En cambio, abraza un enfoque holístico, integral, que entiende la piel como un reflejo de la salud y bienestar internos. Esta perspectiva integral considera factores como dieta, sueño, manejo del estrés, ejercicio e hidratación como componentes esenciales de cualquier régimen efectivo de cuidado de la piel.

El concepto de "belleza interior" va mucho más allá de los tratamientos superficiales y abarca un estilo de vida integral que incluye una nutrición consciente, un descanso adecuado, la gestión del estrés y el bienestar emocional. Esta filosofía reconoce que la piel es el órgano más grande del cuerpo y está íntimamente conectada con todos los demás sistemas corporales, lo que hace que la salud interna sea crucial para lograr y mantener una piel sana y radiante. La cultura asiática tradicional cree que la salud se trata de alcanzar el equilibrio, creando armonía entre los sistemas biológicos y el entorno. Es fundamental llevar una dieta saludable, dormir lo suficiente, beber suficiente agua y reducir el estrés como parte del cuidado de la piel; de lo contrario, el simple tratamiento tópico de la piel se verá muy perjudicado si la salud interior se ve afectada.

La investigación científica moderna ha validado muchas creencias tradicionales sobre la conexión entre el bienestar interno y la salud de la piel. Diversos estudios han demostrado vínculos claros entre la dieta, los niveles de estrés, la calidad del sueño y diversas afecciones cutáneas, lo que respalda científicamente el enfoque holístico -o la perspectiva integral- que ha sido fundamental en la cultura de la belleza asiática durante siglos [59].

La Ciencia de la Nutrición y la Salud de la Piel

La investigación moderna ha validado muchos de los principios tradicionales asiáticos sobre la conexión entre dieta y salud de la piel. Los nutrientes que consumimos proporcionan los bloques de construcción para la síntesis de colágeno, la función de barrera cutánea y los sistemas de defensa antioxidante. Una dieta rica en vitaminas, minerales, antioxidantes y ácidos grasos esenciales puede mejorar significativamente la apariencia y salud de la piel.

Macronutrientes y Función de la Piel

Las proteínas proporcionan los componentes básicos del colágeno, la elastina y otros componentes estructurales de una piel sana. Las tradiciones dietéticas priorizan las fuentes de proteínas de alta calidad, como pescado, huevos, tofu y legumbres, que aportan aminoácidos esenciales sin el potencial inflamatorio del consumo excesivo de carne roja.

Las grasas saludables, en particular los ácidos grasos omega-3, desempeñan un papel crucial en el mantenimiento de la función de barrera cutánea y la reducción de la inflamación. La cocina tradicional incluye numerosas fuentes de grasas beneficiosas, como pescado, algas y frutos secos, que favorecen la salud de la piel a la vez que aportan otros beneficios nutricionales.

Los carbohidratos complejos proporcionan energía constante para los procesos de reparación celular, a la vez que evitan los picos de azúcar en sangre que pueden contribuir a la inflamación y al envejecimiento acelerado.

Micronutrientes Esenciales para la Salud de la Piel

La vitamina C es esencial para la síntesis de colágeno y proporciona protección antioxidante contra el daño ambiental. Es importante incluir diversas fuentes de vitamina C, como verduras fermentadas, cítricos y otras que favorecen la salud de la piel a la vez que aportan beneficios nutricionales.

La vitamina E actúa sinérgicamente con la vitamina C para brindar protección antioxidante y reforzar la función de barrera cutánea. Alimentos como los frutos secos, las semillas y los aceites vegetales proporcionan fuentes naturales de vitamina E en formas que el cuerpo absorbe y utiliza fácilmente.

El zinc desempeña un papel crucial en la cicatrización de heridas, la función inmunitaria y la regulación de la grasa, lo que lo hace especialmente importante para la piel con tendencia acneica. Incluya en su dieta alimentos ricos en zinc como mariscos, semillas de calabaza y legumbres.

El selenio proporciona protección antioxidante y refuerza la función inmunitaria, ayudando a proteger la piel del daño ambiental y favoreciendo sus procesos naturales de reparación. Los alimentos ricos en selenio, como el pescado, los frutos secos y los cereales, son importantes.

El Eje Intestino-Piel: Entendiendo la Conexión

Una de las áreas más emocionantes de la investigación en salud de la piel es el eje intestino-piel, que describe la conexión bidireccional entre la salud intestinal y la apariencia de la piel. Esta conexión ha sido reconocida en la medicina asiática tradicional durante siglos, pero sólo recientemente la ciencia occidental ha comenzado a entender los mecanismos subyacentes [60].

El Microbioma Intestinal y la Salud de la Piel

El microbioma intestinal, la comunidad diversa de bacterias que viven en nuestro tracto digestivo, juega un papel crucial en la salud general y puede impactar significativamente en la apariencia de la piel. Un microbioma intestinal saludable ayuda a regular la inflamación, apoya la función inmune y puede incluso influir en la producción de ciertos neurotransmisores que afectan el estrés y el estado de ánimo [61].

Los desequilibrios en el microbioma intestinal han sido vinculados a varias condiciones de la piel, incluyendo acné, eczema y rosácea. Mantener un microbioma intestinal saludable a través de una dieta rica en fibra, alimentos fermentados y probióticos puede apoyar tanto la salud digestiva como la apariencia de la piel.

Manejo del Estrés y Salud de la Piel

El estrés representa uno de los factores más importantes que afectan la salud de la piel, influyendo en todo, desde la producción de grasa y la inflamación hasta la función de barrera y la capacidad de curación. Cuando estamos estresados, nuestros cuerpos producen cortisol y otras hormonas del estrés que pueden suprimir la función inmune, aumentar la inflamación e interferir con los procesos naturales de reparación de la piel.

El Impacto Fisiológico del Estrés en la Piel

El estrés crónico desencadena la liberación de cortisol y otras hormonas del estrés que pueden afectar significativamente la salud de la piel. Los niveles elevados de cortisol pueden aumentar la producción de grasa, empeorar las afecciones inflamatorias de la piel, deteriorar la función de barrera y acelerar el proceso de envejecimiento.

El estrés también afecta la calidad del sueño, la función inmunitaria y la salud digestiva, todo lo cual tiene un impacto directo en la apariencia y la salud de la piel. La naturaleza interconectada de estos sistemas significa que una gestión eficaz del estrés puede brindar beneficios integrales para la salud de la piel y el bienestar general.

Comprender el impacto fisiológico del estrés en la piel ayuda a explicar por qué la cultura asiática de belleza enfatiza los enfoques holísticos que abordan el bienestar emocional junto con los tratamientos externos para el cuidado de la piel. Este enfoque integral reconoce que la verdadera belleza requiere equilibrio interno y salud emocional.

Técnicas Tradicionales de Manejo del Estrés

La meditación, los ejercicios de respiración y las prácticas de atención plena ayudan a regular el sistema nervioso al tiempo que promueven la respuesta de relajación, y que a su vez favorece la salud óptima de la piel.

Las prácticas tradicionales asiáticas, como los baños de bosque, las visitas a aguas termales y diversas formas de ejercicio suave, proporcionan un alivio natural del estrés, a la vez que favorecen la salud y la vitalidad general. Estas prácticas reconocen la importancia de conectar con la naturaleza y mantener la actividad física para un bienestar óptimo.

Los enfoques contemporáneos para el manejo del estrés que se alinean con la filosofía de belleza asiática incluyen el ejercicio regular, un sueño adecuado, prácticas de mindfulness y el mantenimiento de un equilibrio entre la vida laboral y personal. Estas estrategias ayudan a regular las hormonas del estrés, a la vez que favorecen los procesos naturales de reparación y regeneración del cuerpo.

El ritual del cuidado de la piel en sí mismo puede servir como una forma de manejo del estrés, brindando una oportunidad diaria para la atención plena y el autocuidado que ayuda a regular el sistema nervioso a la vez que cuida la piel. Este doble beneficio demuestra la sabiduría de considerar el cuidado de la piel como un cuidado práctico y una práctica de bienestar emocional [62].

Sueño y Regeneración de la Piel

La importancia del sueño para la salud de la piel no puede ser exagerada. Durante el sueño, la piel experimenta un aumento en el flujo sanguíneo, la síntesis de colágeno y la reparación celular. La privación del sueño puede llevar a una función de barrera comprometida, aumento de la pérdida de agua transepidérmica y apariencia opaca.

La Ciencia del Sueño y la Reparación de la Piel

Durante el sueño, el cuerpo aumenta la producción de la hormona del crecimiento, que estimula la reparación y regeneración celular en todo el cuerpo, incluida la piel. Este proceso de reparación nocturna es esencial para mantener una piel sana y de aspecto juvenil, así como para favorecer la recuperación de las agresiones ambientales diarias.

El sueño también regula diversas hormonas que afectan la salud de la piel, como el cortisol, la insulina y las hormonas sexuales. La alteración de los patrones de sueño puede provocar desequilibrios hormonales que se manifiestan en problemas cutáneos como acné, envejecimiento prematuro y mayor sensibilidad.

La función de barrera de la piel y los niveles de hidratación también se ven afectados por la calidad del sueño. Un sueño deficiente provoca una mayor pérdida de agua, un deterioro de la función de barrera y una menor capacidad de protección contra los factores de estrés ambiental.

Optimizando el Ambiente del Sueño

Crear un ambiente óptimo para el sueño puede mejorar tanto la calidad del sueño como la salud de la piel.

El horario de las rutinas de cuidado de la piel por la noche puede favorecer tanto la salud cutánea como la calidad del sueño, creando rituales relajantes que indican al cuerpo que se prepare para el descanso. Las prácticas asiáticas de cuidado de la piel por la noche suelen incluir masajes suaves y técnicas de aplicación consciente que promueven la relajación a la vez que cuidan la piel.

Factores ambientales como la temperatura ambiente, la humedad, la iluminación y la calidad del aire influyen en la calidad del sueño y pueden afectar indirectamente la salud de la piel. Crear entornos de sueño óptimos favorece tanto un descanso reparador como la función saludable de la piel.

Ejercicio y Circulación

El ejercicio regular beneficia la salud de la piel de múltiples maneras. Mejora la circulación, reduce el estrés, equilibra las hormonas y genera una mejor función inmunológica.

Circulación y Suministro de Nutrientes

El ejercicio mejora la circulación sanguínea, aportando nutrientes y oxígeno a las células cutáneas, a la vez que ayuda a eliminar los desechos que pueden contribuir a los problemas cutáneos. Esta mejor circulación contribuye a la luminosidad saludable que suelen lucir quienes hacen ejercicio con regularidad.

Una mejor circulación linfática mediante el ejercicio ayuda a reducir la hinchazón y favorece los procesos naturales de desintoxicación del cuerpo. Esto puede contribuir a una piel más clara y de aspecto más saludable, a la vez que favorece la salud y la vitalidad en general.

El aumento del flujo sanguíneo durante el ejercicio también favorece el transporte de nutrientes de los alimentos saludables a las células cutáneas, maximizando los beneficios de una buena nutrición para la salud y el aspecto de la piel.

Hidratación y Humedad Interna

La hidratación adecuada es fundamental para la salud de la piel, ya que el agua es esencial para prácticamente todos los procesos celulares. La deshidratación puede llevar a una piel seca, opaca y más propensa a mostrar signos de envejecimiento. Mientras que las necesidades individuales de agua varían, la mayoría de los expertos recomiendan beber al menos 8 vasos de agua al día.

Calidad del Agua y Salud de la Piel

La calidad del agua consumida puede afectar la salud de la piel, ya que el agua dura, clorada y contaminada puede contribuir a problemas cutáneos.

El agua filtrada o purificada puede beneficiar tanto la hidratación interna como las rutinas de cuidado de la piel, especialmente en zonas con agua dura o alto contenido de cloro, que puede irritar la piel sensible.

La temperatura del agua consumida también puede influir en la eficacia de la hidratación; el agua a temperatura ambiente o ligeramente tibia es óptima para su absorción y utilización para el cuerpo.

Alimentos Hidratantes en las Dietas Asiáticas

Las dietas asiáticas tradicionales incluyen muchos alimentos con alto contenido de agua que contribuyen a la hidratación general. Frutas como sandía, melón y cítricos proporcionan agua junto con vitaminas y antioxidantes. Los vegetales como pepino, apio y vegetales de hoja verde también contribuyen a la ingesta de líquidos mientras proporcionan nutrientes esenciales.

Las sopas y caldos, básicos en muchas cocinas asiáticas, proporcionan hidratación junto con nutrientes. El té, particularmente el té verde y blanco, proporciona hidratación junto con antioxidantes beneficiosos, aunque debe equilibrarse con agua pura debido a su contenido de cafeína.

Creando Tu Estilo de Vida Para una Belleza Holística

Desarrollar un enfoque holístico o una perspectiva integral de la belleza requiere considerar todos los aspectos de tu estilo de vida y cómo contribuyen a la salud de tu piel. Esto no significa hacer cambios dramáticos de la noche a la mañana, sino más bien hacer ajustes graduales y sostenibles que apoyen tanto tu bienestar general como la salud de tu piel.

Creando Rutinas Sostenibles

Empieza con cambios pequeños y manejables que se puedan incorporar fácilmente a tus rutinas. Añadir una porción de alimentos fermentados al día, beber un vaso extra de agua o dedicar cinco minutos a la respiración consciente puede ser beneficioso y fácil de mantener.

Céntrate en el progreso en lugar de en la perfección, entendiendo que las pequeñas mejoras constantes ofrecen más beneficios que los cambios drásticos esporádicos. La persistencia y la mejora gradual son mejores que las soluciones rápidas o las medidas extremas.

Escuchando a tu Cuerpo

Mantén un diario de tu progreso y observa cómo los cambios en tu estilo de vida afectan tu piel, tus niveles de energía y tu bienestar general. Esta consciencia te ayuda a reforzar los cambios positivos y a identificar qué modificaciones ofrecen los mayores beneficios para tus necesidades individuales.

Incorporar la Sabiduría Tradicional con la Vida Moderna

Adapta las prácticas tradicionales a los estilos de vida y circunstancias modernas, manteniendo los principios esenciales y realizando modificaciones prácticas para la vida contemporánea. Esto puede incluir incorporar alimentos fermentados a las agendas ocupadas o encontrar equivalentes modernos a las prácticas tradicionales de manejo del estrés.

Busca el equilibrio en todos los aspectos de la vida, entendiendo que los extremos, en cualquier dirección, pueden perturbar la armonía que sustenta la salud y la belleza óptimas. La filosofía asiática enfatiza la moderación y el equilibrio como claves para el bienestar sostenible.

Recuerda que la verdadera belleza proviene de la integración de la salud interna y el cuidado externo, lo que requiere atención tanto al bienestar físico como al emocional. Este enfoque holístico sienta las bases para una belleza duradera que va más allá de los tratamientos superficiales.

El enfoque asiático de la belleza reconoce que una piel sana y radiante es el resultado natural del bienestar y el equilibrio general. Al abordar la dieta, el estilo de vida, el manejo del estrés y otros factores internos, junto con el cuidado externo de la piel, es posible lograr la belleza duradera que proviene de la verdadera salud y vitalidad. Este enfoque integral requiere paciencia y constancia, pero ofrece beneficios que van mucho más allá de la apariencia de la piel para abarcar el bienestar general y la calidad de vida.

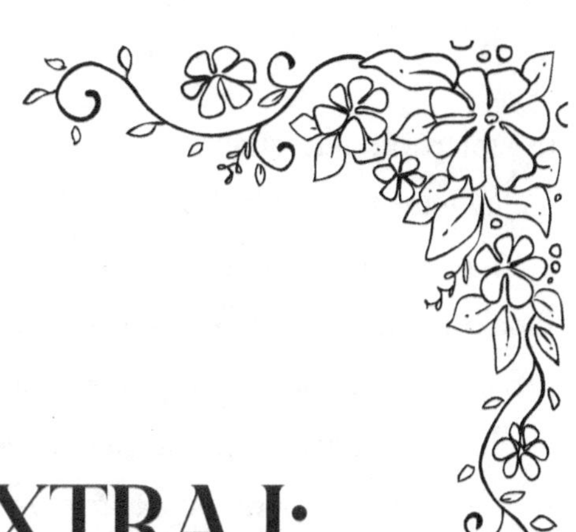

CAPÍTULO EXTRA I: SALUD DE LA BARRERA Y CUIDADO DE LA PIEL CON PROBIÓTICOS

La Revolución del Microbioma en el Cuidado Asiático de la Piel

El descubrimiento del microbioma cutáneo y su papel crucial en la salud de la piel ha revolucionado nuestra comprensión del cuidado de la piel, llevando al desarrollo de productos probióticos y prebióticos que trabajan con el ecosistema natural de la piel en lugar de contra él. Las empresas asiáticas de cuidado de la piel han estado a la vanguardia de esta revolución del microbioma, aprovechando su experiencia en tecnología de fermentación y formulaciones suaves para crear productos innovadores que apoyan la salud de la barrera cutánea a través de la optimización del microbioma.

El microbioma cutáneo consiste en billones de microorganismos incluyendo bacterias, hongos, virus y ácaros que viven sobre y dentro de la piel. Este ecosistema complejo desempeña un papel crucial en la función inmune, el mantenimiento de la barrera, la regulación del pH y la protección contra patógenos dañinos. Cuando el microbioma está equilibrado y saludable, la piel se ve clara, resistente y radiante. Cuando se interrumpe, pueden ocurrir varios problemas cutáneos incluyendo acné, eczema, sensibilidad y envejecimiento prematuro [63].

El énfasis tradicional en ingredientes suaves y fermentados ha demostrado estar notablemente alineado con la ciencia moderna del microbioma. Muchos ingredientes tradicionales del cuidado de la piel, incluyendo agua de arroz fermentada, ginseng y varios extractos botánicos, apoyan naturalmente el equilibrio saludable del microbioma mientras proporcionan otros beneficios para la piel.

Comprendiendo el Microbioma Cutáneo

El microbioma cutáneo es increíblemente diverso y varía significativamente entre individuos e incluso entre diferentes áreas del cuerpo de la misma persona. Factores como la genética, la edad, el ambiente, el estilo de vida y las prácticas de cuidado de la piel influyen en la composición y salud del microbioma.

Los Principales Actores en el Microbioma Cutáneo

Staphylococcus epidermidis es una de las bacterias más abundantes y beneficiosas en la piel saludable, produciendo péptidos antimicrobianos que ayudan a proteger contra patógenos dañinos mientras apoyan la función barrera. Esta bacteria beneficiosa prospera en el ambiente ligeramente ácido de la piel saludable y ayuda a mantener niveles óptimos de pH.

Cutibacterium acnes (anteriormente Propionibacterium acnes) está naturalmente presente en toda la piel pero puede volverse problemática cuando el microbioma está desequilibrado. En la piel saludable, C. acnes existe en armonía con otros microorganismos, pero la interrupción de este equilibrio puede llevar al acné inflamatorio [64].

Las especies de Malassezia son levaduras que habitan naturalmente la piel y desempeñan papeles importantes en el metabolismo de lípidos y la función barrera. Sin embargo, el crecimiento excesivo de ciertas especies de Malassezia puede contribuir a condiciones como la dermatitis seborreica y el acné fúngico [65].

La diversidad y equilibrio de estos y otros microorganismos determinan la salud y apariencia general de la piel. El cuidado de la piel probiótico tiene como objetivo apoyar a los microorganismos beneficiosos mientras mantiene el delicado equilibrio que caracteriza a la piel saludable.

Factores que Interrumpen el Equilibrio del Microbioma

La limpieza excesiva con detergentes agresivos puede eliminar las bacterias beneficiosas junto con la suciedad y el aceite, interrumpiendo el equilibrio del microbioma y llevando a varios problemas cutáneos.

El uso de antibióticos, tanto tópicos como sistémicos, puede interrumpir significativamente el microbioma cutáneo al matar bacterias beneficiosas junto con las dañinas. Aunque los antibióticos son a veces necesarios para tratar infecciones cutáneas, su uso debe ser seguido por esfuerzos para restaurar el equilibrio saludable del microbioma.

Factores ambientales incluyendo contaminación, clima extremo y exposición UV pueden estresar el microbioma cutáneo y alterar su composición. El cuidado de la piel asiático aborda estos desafíos a través de formulaciones ricas en antioxidantes e ingredientes que apoyan la barrera y ayudan a mantener la resistencia del microbioma.

El estrés, la mala alimentación y la falta de sueño también pueden afectar el microbioma cutáneo a través de varias vías incluyendo cambios hormonales, alteraciones de la función inmune y aumento de la inflamación. Esta conexión entre la salud interna y el microbioma cutáneo valida el enfoque holístico de la belleza.

Probióticos en el Cuidado de la Piel: Bacterias Beneficiosas Vivas

Los productos probióticos para el cuidado de la piel contienen bacterias beneficiosas vivas que pueden ayudar a restaurar y mantener un microbioma equilibrado. Sin embargo, formular productos probióticos eficaces para el cuidado de la piel presenta importantes desafíos, como mantener la viabilidad bacteriana, garantizar la seguridad y ofrecer beneficios sin causar irritación.

La Ciencia de los Probióticos Tópicos

Los probióticos vivos en el cuidado de la piel funcionan colonizando la superficie cutánea y compitiendo con bacterias dañinas por recursos y espacio. También pueden producir compuestos beneficiosos incluyendo péptidos antimicrobianos, ácidos orgánicos y enzimas que apoyan la salud de la piel [66].

La investigación ha demostrado que ciertas cepas probióticas pueden ayudar a reducir la inflamación, fortalecer la función barrera y mejorar varias condiciones cutáneas incluyendo acné, eczema y sensibilidad. Sin embargo, la efectividad de los probióticos tópicos depende en gran medida de las cepas específicas utilizadas, su viabilidad y la matriz de formulación.

El desafío de mantener la viabilidad probiótica en productos de cuidado de la piel ha llevado a varios enfoques innovadores incluyendo tecnologías de encapsulación, técnicas de liofilización y sistemas de conservación especializados que protegen las bacterias beneficiosas mientras mantienen la seguridad del producto.

Innovaciones Probióticas en el Cuidado de la Piel

Las empresas han desarrollado enfoques sofisticados para el cuidado de la piel con probióticos que abordan los desafíos de la viabilidad bacteriana mientras entregan beneficios comprobados. Estas innovaciones a menudo combinan la experiencia tradicional en fermentación con la biotecnología moderna.

El fermento de Lactobacillus, derivado de bacterias beneficiosas utilizadas en la fermentación de alimentos, proporciona beneficios probióticos sin los desafíos de estabilidad de las bacterias vivas. Se ha demostrado que este ingrediente mejora la función de barrera de la piel, reduce la sensibilidad y apoya el equilibrio saludable del microbioma.

El bifida ferment lysate, otro ingrediente probiótico popular, se deriva de bifidobacterias beneficiosas y proporciona beneficios de apoyo inmune y fortalecimiento de la barrera. Este ingrediente ha sido extensamente estudiado y se ha demostrado que mejora la resistencia de la piel y reduce los signos del envejecimiento.

Algunas marcas han desarrollado productos con probióticos vivos utilizando sistemas especializados de conservación y entrega que mantienen la viabilidad bacteriana mientras garantizan la seguridad del producto. Estos productos típicamente requieren refrigeración y tienen vidas útiles más cortas que los productos tradicionales de cuidado de la piel.

Prebióticos: Alimentando las Bacterias Buenas

Los ingredientes prebióticos para el cuidado de la piel proporcionan nutrientes que las bacterias beneficiosas necesitan para prosperar, apoyando el equilibrio saludable del microbioma sin los desafíos asociados con las formulaciones de probióticos vivos. El cuidado asiático de la piel ha adoptado los ingredientes prebióticos como un enfoque más suave y estable para el apoyo del microbioma [67].

Tipos de Ingredientes Prebióticos

Los oligosacáridos son azúcares complejos que sirven como alimento para las bacterias beneficiosas mientras son indigeribles por microorganismos dañinos. Estos ingredientes pueden ayudar a apoyar selectivamente las bacterias beneficiosas mientras mantienen el equilibrio del microbioma.

El oligosacárido de alfa-glucano, derivado de azúcares naturales, ha demostrado apoyar el crecimiento de bacterias beneficiosas mientras inhibe microorganismos dañinos. Este ingrediente es particularmente efectivo para tipos de piel sensibles y reactivos.

La inulina, derivada de la raíz de achicoria, proporciona beneficios prebióticos mientras también ofrece propiedades hidratantes y calmantes. Este ingrediente apoya las bacterias beneficiosas mientras proporciona beneficios inmediatos para la piel.

Los fructooligosacáridos (FOS) son otra clase de ingredientes prebióticos que apoyan el crecimiento de bacterias beneficiosas mientras proporcionan beneficios adicionales para la piel incluyendo hidratación mejorada y una mejor función de la barrera.

Formulaciones Prebióticas

Las empresas de cuidado de la piel han desarrollado formulaciones prebióticas sofisticadas que combinan múltiples ingredientes prebióticos con otros compuestos beneficiosos para la piel para proporcionar apoyo integral del microbioma.

Muchas esencias y sérums incorporan ingredientes prebióticos junto con extractos fermentados y otros compuestos que apoyan el microbioma para crear efectos sinérgicos que mejoran la salud general de la piel.

La naturaleza suave de los ingredientes prebióticos los hace adecuados para tipos de piel sensibles y uso diario, alineándose con la filosofía asiática del cuidado de la piel constante y suave que apoya la salud cutánea a largo plazo.

Postbióticos: La Próxima Frontera

Los postbióticos son los compuestos beneficiosos producidos por bacterias probióticas durante la fermentación, incluyendo ácidos orgánicos, péptidos, enzimas y otras moléculas bioactivas. Estos ingredientes proporcionan muchos de los beneficios de los probióticos sin los desafíos de estabilidad y seguridad asociados con las bacterias vivas [68].

La Ciencia de los Beneficios Postbióticos

Los compuestos postbióticos pueden ayudar a fortalecer la barrera cutánea, reducir la inflamación y apoyar el equilibrio saludable del microbioma a través de varios mecanismos. Estos beneficios son a menudo más estables y predecibles que aquellos de los probióticos vivos.

El ácido láctico, un compuesto postbiótico natural, proporciona exfoliación suave mientras apoya las bacterias beneficiosas y mantiene el pH óptimo de la piel. Esta acción dual lo hace particularmente valioso para las formulaciones de cuidado de la piel.

Los ácidos grasos de cadena corta producidos por bacterias beneficiosas proporcionan beneficios antiinflamatorios y apoyan la función barrera. Estos compuestos pueden incorporarse en productos de cuidado de la piel para proporcionar beneficios postbióticos.

Innovaciones Postbióticas

La tecnología de fermentación ha permitido la producción de ingredientes postbióticos sofisticados que proporcionan múltiples beneficios para la piel. Estos ingredientes a menudo combinan la sabiduría tradicional de fermentación con técnicas modernas de extracción y purificación.

El filtrado de fermento de galactomyces, uno de los ingredientes más populares del cuidado asiático de la piel, es esencialmente un extracto postbiótico que proporciona múltiples beneficios incluyendo hidratación, iluminación y apoyo del microbioma.

El fermento de Saccharomyces y otros postbióticos derivados de levaduras proporcionan beneficios antienvejecimiento mientras apoyan el equilibrio saludable del microbioma. Estos ingredientes demuestran la versatilidad y efectividad de los enfoques postbióticos para el cuidado de la piel.

Función Barrera y Salud del Microbioma

La barrera cutánea y el microbioma están íntimamente conectados, con cada uno apoyando la salud y función del otro. Comprender esta relación es crucial para desarrollar estrategias efectivas de cuidado de la piel que aborden tanto la reparación de la barrera como la optimización del microbioma.

La Conexión Barrera-Microbioma

Una barrera cutánea saludable proporciona el ambiente óptimo para que los microorganismos beneficiosos prosperen, mientras que un microbioma equilibrado ayuda a mantener la integridad y función de la barrera. Esta relación simbiótica significa que apoyar un aspecto a menudo beneficia al otro [69].

Las bacterias beneficiosas producen compuestos que ayudan a mantener el pH ácido de la piel, que es crucial para la función barrera e inhibir microorganismos dañinos. También producen péptidos antimicrobianos que proporcionan protección natural contra patógenos.

Los lípidos que componen la barrera cutánea sirven como nutrientes para ciertas bacterias beneficiosas, mientras que estas bacterias ayudan a regular la producción y organización de lípidos. Esta relación metabólica demuestra la importancia de mantener tanto la salud de la barrera como el equilibrio del microbioma.

Enfoques para el Apoyo Barrera-Microbioma

Las formulaciones asiáticas de cuidado de la piel a menudo abordan tanto la reparación de la barrera como el apoyo del microbioma simultáneamente a través de ingredientes cuidadosamente seleccionados que proporcionan beneficios duales. Este enfoque integrado refleja la comprensión de que la salud óptima de la piel requiere atención a ambos aspectos.

Las ceramidas, componentes esenciales de la barrera cutánea, también apoyan las bacterias beneficiosas proporcionando ambientes lipídicos apropiados para su crecimiento. Las formulaciones de ceramidas a menudo incluyen ingredientes adicionales que apoyan el microbioma para beneficios mejorados.

Desafíos de Formulación y Soluciones

Crear productos efectivos de cuidado de la piel que apoyen el microbioma presenta numerosos desafíos de formulación que las empresas han abordado a través de enfoques y tecnologías innovadoras.

Conservación y Estabilidad

Los conservadores tradicionales pueden ser dañinos para las bacterias beneficiosas, creando desafíos para las formulaciones probióticas y prebióticas. Las empresas han desarrollado estrategias alternativas de conservación incluyendo antimicrobianos naturales, optimización del pH e innovaciones en el empaque.

Las tecnologías de encapsulación protegen los ingredientes probióticos y prebióticos sensibles de la degradación mientras aseguran su liberación en el momento y lugar apropiados en la piel.

El empaque especializado incluyendo bombas sin aire, sobres de uso único y sistemas de almacenamiento refrigerado ayudan a mantener la estabilidad y efectividad de los ingredientes mientras aseguran la seguridad del producto.

Optimización del pH

El pH de los productos de cuidado de la piel afecta significativamente tanto la estabilidad de los ingredientes como la salud del microbioma cutáneo. Las formulaciones asiáticas típicamente mantienen niveles de pH entre 4.5 a 6.5 para apoyar tanto las bacterias beneficiosas como la función óptima de la piel.

Los sistemas tampón ayudan a mantener niveles estables de pH durante toda la vida útil del producto mientras aseguran compatibilidad con los requerimientos naturales de pH de la piel.

Pruebas de Compatibilidad

Asegurar que los ingredientes que apoyan el microbioma funcionen bien juntos y no interfieran con la efectividad de cada uno requiere pruebas sofisticadas de compatibilidad y optimización de formulación.

Las empresas a menudo realizan pruebas extensivas del microbioma para verificar que sus formulaciones realmente apoyen las bacterias beneficiosas y no promuevan inadvertidamente microorganismos dañinos.

Evidencia Clínica e Investigación

La efectividad del cuidado de la piel que apoya el microbioma ha sido validada a través de numerosos estudios clínicos que demuestran mejoras en la salud de la piel, función barrera y varias condiciones cutáneas.

Estudios de Cuidado de la Piel Probiótico

Los ensayos clínicos de productos probióticos para el cuidado de la piel han mostrado mejoras significativas en acné, eczema y condiciones de piel sensible. Estos estudios demuestran que los probióticos tópicos pueden modular efectivamente el microbioma cutáneo y proporcionar beneficios terapéuticos [70].

La investigación sobre cepas probióticas específicas ha identificado bacterias óptimas para diferentes preocupaciones cutáneas, permitiendo el desarrollo de productos más dirigidos y efectivos.

Los estudios a largo plazo han mostrado que el uso regular de cuidado de la piel probiótico puede ayudar a mantener el equilibrio saludable del microbioma y prevenir varios problemas cutáneos.

Investigación Prebiótica y Postbiótica

Los estudios de ingredientes prebióticos para el cuidado de la piel han demostrado su capacidad para apoyar selectivamente las bacterias beneficiosas mientras mejoran la función barrera de la piel y reducen la inflamación.

La investigación sobre ingredientes postbióticos ha mostrado que los compuestos derivados de la fermentación pueden proporcionar muchos de los beneficios de los probióticos vivos con mayor estabilidad y seguridad.

Los estudios comparativos han ayudado a identificar los enfoques más efectivos para el apoyo del microbioma, informando el desarrollo de productos de próxima generación.

Recomendaciones de Productos y Pautas de Uso

Para Piel Sensible y Reactiva

La piel sensible a menudo se beneficia de ingredientes prebióticos y postbióticos suaves que apoyan el equilibrio del microbioma sin la irritación potencial de los probióticos vivos. Busca productos que contengan oligosacárido de alfa-glucano, inulina o extractos fermentados.

Comienza con concentraciones más bajas y aumenta gradualmente el uso a medida que tu piel se adapta a los ingredientes que apoyan el microbioma. Este enfoque minimiza el riesgo de irritación mientras permite que se desarrollen efectos beneficiosos.

Para Piel Propensa al Acné

La piel propensa al acné puede beneficiarse de ingredientes probióticos y prebióticos que ayudan a equilibrar el microbioma y reducir la inflamación. Busca productos que contengan fermento de Lactobacillus o bifida ferment lysate combinados con otros ingredientes que combaten el acné.

Evita la limpieza excesiva y tratamientos agresivos que pueden interrumpir el microbioma y por ende empeorar el acné. Enfócate en productos suaves que apoyen el microbioma y que aborden el acné sin causar desequilibrio adicional.

Para Piel Envejecida y Madura

La piel madura a menudo tiene composición alterada del microbioma que puede contribuir a varios signos de envejecimiento. Los ingredientes postbióticos como el filtrado de fermento de galactomyces pueden proporcionar beneficios antienvejecimiento mientras apoyan el equilibrio saludable del microbioma.

Combina ingredientes que apoyen el microbioma con otros activos antienvejecimiento como péptidos y antioxidantes para beneficios integrales de prevención y corrección del envejecimiento.

Para Función Barrera Comprometida

La piel con función de la barrera comprometida a menudo tiene equilibrio del microbioma interrumpido que perpetúa los problemas de la barrera. Busca productos que aborden ambos problemas simultáneamente a través de ingredientes como ceramidas combinadas con compuestos prebióticos.

Enfócate en rutinas suaves que apoyen la barrera y eviten mayor interrupción mientras proporcionan los nutrientes y apoyo necesarios tanto para la reparación de la barrera como la restauración del microbioma.

Integración con Rutinas Existentes

Tiempo y Aplicación

Los productos que apoyan el microbioma típicamente se aplican mejor sobre piel limpia para asegurar contacto óptimo con la superficie cutánea. Pueden aplicarse en capas con otros productos siguiendo el orden estándar de aplicación de delgado a espeso.

Algunos ingredientes que apoyan el microbioma funcionan mejor cuando se aplican en momentos específicos, como los prebióticos en la noche cuando las bacterias beneficiosas están más activas.

Consideraciones de Compatibilidad

La mayoría de los ingredientes que apoyan el microbioma son compatibles con otros activos para el cuidado de la piel, pero algunas combinaciones pueden ser más efectivas que otras. Evita usar ácidos agresivos o ingredientes antibacterianos inmediatamente antes o después de productos probióticos.

Considera el impacto general de tu rutina en la salud del microbioma, eligiendo productos que trabajen juntos para apoyar en lugar de interrumpir las bacterias beneficiosas.

Monitoreando el Progreso

El cuidado de la piel que apoya el microbioma a menudo proporciona mejoras graduales que pueden no ser inmediatamente visibles. Rastrea cambios en la sensibilidad de la piel, brotes y salud general de la piel durante varias semanas para evaluar la efectividad.

Algunas personas pueden experimentar ajustes temporales mientras su microbioma se re-equilibra, incluyendo brotes menores o sensibilidad que típicamente se resuelve dentro de unas pocas semanas.

El Futuro del Cuidado de la Piel del Microbioma

La investigación sobre el microbioma cutáneo continúa revelando nuevos conocimientos que informarán el desarrollo de productos más sofisticados y efectivos que apoyen el microbioma.

Cuidado de la Piel Personalizado del Microbioma

Los avances en las pruebas del microbioma pronto pueden permitir recomendaciones personalizadas de cuidado de la piel basadas en la composición y necesidades individuales del microbioma.

Las formulaciones probióticas personalizadas adaptadas a desequilibrios específicos del microbioma representan la próxima frontera en el cuidado personalizado de la piel.

Sistemas Avanzados de Entrega

Se están desarrollando nuevas tecnologías para entregar probióticos vivos a la piel mientras mantienen su viabilidad y efectividad.

Los sistemas de entrega dirigida que pueden entregar nutrientes específicos a bacterias beneficiosas mientras evitan microorganismos dañinos pueden mejorar la efectividad del cuidado de la piel prebiótico.

Eje Microbioma-Piel-Intestino

La comprensión creciente de las conexiones entre la salud intestinal, el microbioma cutáneo y la salud general de la piel puede llevar a enfoques integrados que aborden múltiples aspectos del bienestar del microbioma.

El enfoque para el cuidado de la piel del microbioma refleja una comprensión sofisticada del ecosistema natural de la piel y la importancia de trabajar con, en lugar de contra los procesos naturales del cuerpo. Al apoyar el equilibrio saludable del microbioma a través de ingredientes y formulaciones suaves y efectivas, es posible lograr una piel más saludable y resistente que mantenga su belleza y función a lo largo del tiempo. La clave es elegir productos apropiados para tu tipo de piel y preocupaciones, mientras mantienes un cuidado constante y suave que apoye tanto la salud de la barrera como el equilibrio del microbioma.

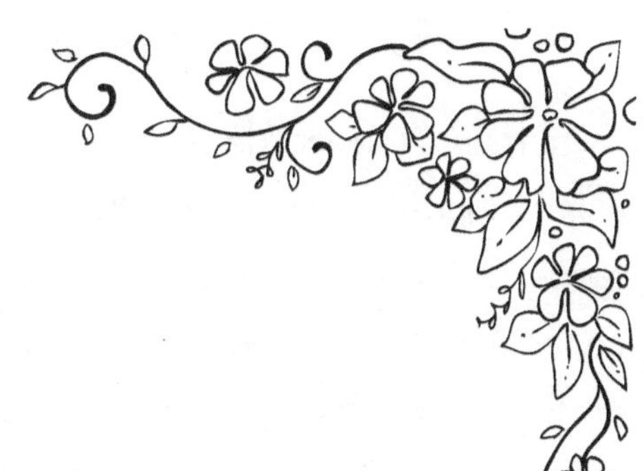

CAPÍTULO EXTRA II: EXTRACTOS FERMENTADOS Y GALACTOMYCES:

La Revolución de las Esencias

El Arte Ancestral de la Fermentación se Encuentra con el Cuidado Moderno de la Piel

La fermentación representa una de las biotecnologías más antiguas de la humanidad, utilizada durante miles de años para conservar alimentos, crear bebidas y producir medicinas. El cuidado asiático de la piel ha revolucionado la industria de la belleza aplicando la sabiduría tradicional de fermentación para crear algunos de los ingredientes de cuidado de la piel más efectivos y queridos hoy en día. Este matrimonio de conocimiento ancestral y ciencia moderna ha producido ingredientes como el filtrado de fermento de galactomyces que se han vuelto ampliamente populares [71].

La maestría asiática de la fermentación proviene de una rica tradición cultural que incluye la producción de una amplia variedad de alimentos fermentados, todos los cuales dependen de procesos de fermentación controlados para crear compuestos beneficiosos. Esta comprensión profunda de la biología de fermentación ha permitido a las empresas de cuidado de la piel desarrollar técnicas sofisticadas de fermentación que mejoran la biodisponibilidad, estabilidad y efectividad de los ingredientes naturales.

Los ingredientes fermentados para el cuidado de la piel ofrecen ventajas únicas sobre sus contrapartes no fermentadas, incluyendo tamaños moleculares más pequeños para mejor penetración, estabilidad mejorada, alergenicidad reducida y la creación de compuestos beneficiosos que no existen en los materiales originales. Estas ventajas han hecho que los ingredientes fermentados sean centrales en la filosofía asiática del cuidado de la piel y han influenciado las tendencias de belleza mundialmente.

La Ciencia de la Fermentación en el Cuidado de la Piel

La fermentación es un proceso metabólico en el cual los microorganismos descomponen compuestos complejos en formas más simples y biodisponibles mientras producen subproductos beneficiosos. En contextos de cuidado de la piel, este proceso puede mejorar la efectividad de los ingredientes, crear nuevos compuestos beneficiosos y mejorar la estabilidad y seguridad del producto.

Procesos Bioquímicos en la Fermentación

Durante la fermentación, los microorganismos beneficiosos incluyendo bacterias, levaduras y hongos, consumen nutrientes del material sustrato y producen varios metabolitos incluyendo ácidos orgánicos, aminoácidos, péptidos, vitaminas y enzimas. Estos metabolitos a menudo tienen actividad biológica mejorada comparada con los compuestos originales.

El proceso de fermentación descompone moléculas grandes en fragmentos más pequeños que pueden penetrar la piel más fácilmente. Por ejemplo, los extractos de plantas fermentadas a menudo contienen aminoácidos y péptidos que son más fácilmente absorbidos que las proteínas originales de las cuales se derivaron.

La fermentación también puede reducir el peso molecular de los polisacáridos, creando oligosacáridos y otros compuestos que proporcionan beneficios prebióticos para el microbioma cutáneo mientras ofrecen propiedades mejoradas de penetración e hidratación.

Tipos de Fermentación Utilizados en el Cuidado de la Piel

La fermentación láctica, utilizando bacterias Lactobacillus, se usa comúnmente para fermentar extractos de plantas y crear ingredientes con propiedades hidratantes y calmantes mejoradas. Este tipo de fermentación produce ácido láctico, que proporciona beneficios de exfoliación suave mientras mantiene el equilibrio del pH de la piel.

La fermentación alcohólica, utilizando varias cepas de levadura, se usa para crear ingredientes como el filtrado de fermento de galactomyces y el filtrado de sake. Este proceso produce compuestos beneficiosos incluyendo aminoácidos, ácidos orgánicos y vitaminas mientras crea efectos de conservación natural.

La fermentación acética, utilizada en la producción de vinagre, puede aplicarse a ingredientes de cuidado de la piel para crear productos con propiedades antimicrobianas y de equilibrio del pH. Este tipo de fermentación es particularmente útil para crear tónicos y productos de limpieza facial.

La fermentación mixta, utilizando múltiples cepas de microorganismos simultáneamente, puede crear perfiles complejos de ingredientes con diversas propiedades beneficiosas. Este enfoque se usa a menudo para crear extractos fermentados distintivos que proporcionan múltiples beneficios para la piel.

Galactomyces: La Estrella del Cuidado de la Piel Fermentado

El filtrado de fermento de galactomyces se ha convertido en uno de los ingredientes más reconocibles y efectivos en el cuidado de la piel, representando el pináculo de la tecnología de fermentación aplicada a la belleza. Este ingrediente, derivado de levadura fermentada, proporciona múltiples beneficios para la piel incluyendo hidratación, iluminación, antienvejecimiento y apoyo del microbioma.

El Descubrimiento y Desarrollo de Galactomyces

Los beneficios para el cuidado de la piel del galactomyces fueron descubiertos por primera vez a través de observaciones de trabajadores de destilerías de sake, cuyas manos permanecían notablemente suaves y juveniles a pesar de su edad y las condiciones duras de su trabajo. Esta observación llevó a la investigación de los subproductos de fermentación de la producción de sake y el eventual aislamiento del filtrado de fermento de galactomyces [72].

SK-II fue pionero en el uso comercial de galactomyces en el cuidado de la piel con su famosa Facial Treatment Essence, que contiene más del 90% de filtrado de fermento de galactomyces. El éxito de este producto demostró la efectividad notable de los ingredientes fermentados y despertó interés generalizado en el cuidado de la piel basado en la fermentación.

La cepa específica de galactomyces utilizada en el cuidado de la piel, filtrado de fermento de galactomyces, es cuidadosamente seleccionada y cultivada para producir concentraciones óptimas de compuestos beneficiosos. El proceso de fermentación es controlado precisamente para asegurar calidad consistente y máxima eficacia.

El Perfil Bioquímico de Galactomyces

El filtrado de fermento de galactomyces contiene más de cincuenta compuestos beneficiosos incluyendo aminoácidos, ácidos orgánicos, vitaminas, minerales y péptidos. Esta mezcla compleja proporciona múltiples beneficios para la piel a través de varios mecanismos de acción.

Los aminoácidos en galactomyces, incluyendo glicina, alanina y prolina, proporcionan bloques de construcción para la síntesis de colágeno y elastina mientras apoyan la función barrera de la piel y la hidratación. Estos aminoácidos están en formas que son fácilmente absorbidas y utilizadas por las células de la piel.

Los ácidos orgánicos incluyendo ácido láctico, ácido acético y ácido cítrico proporcionan beneficios de exfoliación suave mientras ayudan a mantener el pH óptimo de la piel. Estos ácidos también tienen propiedades antimicrobianas que pueden ayudar a mantener el equilibrio saludable del microbioma cutáneo.

Las vitaminas en galactomyces, particularmente vitaminas B y vitamina D, apoyan varios procesos celulares incluyendo producción de energía, reparación del ADN y defensa antioxidante. Estas vitaminas son a menudo más biodisponibles en forma fermentada que en suplementos sintéticos.

Mecanismos de Acción

Galactomyces proporciona beneficios de hidratación a través de múltiples mecanismos incluyendo propiedades humectantes que atraen humedad a la piel y compuestos que apoyan la barrera y ayudan a prevenir la pérdida de agua. Los aminoácidos y péptidos en galactomyces también apoyan la producción del factor hidratante natural de la piel.

Los efectos iluminadores de galactomyces resultan de la exfoliación suave que acelera la renovación celular, protección antioxidante que previene nueva pigmentación y compuestos específicos que pueden inhibir la producción de melanina. Estos efectos trabajan sinérgicamente para mejorar la luminosidad de la piel.

Los beneficios antienvejecimiento de galactomyces incluyen estimulación de la producción de colágeno, protección antioxidante contra el daño de radicales libres y apoyo para la producción de energía celular. Los péptidos en galactomyces también pueden proporcionar efectos de péptidos señal que promueven la reparación y regeneración de la piel.

Otros Extractos de la Levadura Fermentada

Mientras que galactomyces es el ingrediente de levadura fermentada más famoso, el cuidado asiático de la piel utiliza otros numerosos extractos de levadura fermentada que proporcionan beneficios únicos y complementan galactomyces en formulaciones integrales de cuidado de la piel.

Fermento de Saccharomyces

El fermento de Saccharomyces, derivado de la levadura de panadero, proporciona beneficios antienvejecimiento y fortalecimiento de la piel a través de su rico contenido de péptidos, aminoácidos y vitaminas. Se ha demostrado que este ingrediente mejora la elasticidad de la piel, reduce las líneas finas y mejora la textura general de la piel.

El proceso de fermentación descompone las proteínas de levadura en péptidos bioactivos que pueden estimular la producción de colágeno y mejorar la firmeza de la piel. Estos péptidos son a menudo más efectivos que las alternativas sintéticas debido a su origen natural y estructura molecular óptima.

El fermento de Saccharomyces también contiene beta-glucanos, polisacáridos complejos que proporcionan beneficios de apoyo inmune y antiinflamatorios. Estos compuestos pueden ayudar a calmar la piel irritada mientras apoyan los mecanismos de defensa naturales de la piel.

Pitera y Filtrado de Sake

Pitera, esta mezcla compleja contiene más de cincuenta compuestos beneficiosos derivados de una cepa específica de levadura fermentada bajo condiciones cuidadosamente controladas.

El filtrado de sake, derivado de la fermentación tradicional del vino de arroz japonés, proporciona beneficios similares a galactomyces mientras ofrece compuestos únicos específicos de la fermentación del arroz. Este ingrediente combina los beneficios de la levadura fermentada con las propiedades mejoradoras de la piel de los compuestos derivados del arroz.

El perfil de aminoácidos del filtrado de sake es particularmente rico en compuestos beneficiosos para la piel incluyendo glicina, alanina y arginina que apoyan la producción de colágeno y la función barrera de la piel.

Bifida Ferment lysate

El bifida ferment lysate, derivado de bacterias beneficiosas en lugar de levadura, proporciona beneficios probióticos que apoyan la salud del microbioma cutáneo mientras ofrece propiedades antienvejecimiento y fortalecimiento de la barrera [73].

Se ha demostrado que este ingrediente mejora la resistencia de la piel a los estresores ambientales, reduce la sensibilidad y mejora los procesos naturales de reparación de la piel. Los beneficios probióticos lo hacen particularmente valioso para tipos de piel sensible y reactiva.

El bifida ferment lysate también proporciona efectos prebióticos apoyando las bacterias beneficiosas en la superficie de la piel, creando un ciclo de retroalimentación positiva que mejora la salud y resistencia general de la piel.

Beneficios de los Ingredientes Fermentados

Los ingredientes fermentados para el cuidado de la piel ofrecen numerosas ventajas sobre sus contrapartes no fermentadas, haciéndolos particularmente valiosos para crear productos efectivos y suaves en el cuidado de la piel.

Biodisponibilidad Mejorada

El proceso de fermentación descompone moléculas grandes en fragmentos más pequeños y fácilmente absorbidos que pueden penetrar la piel efectivamente. Esta biodisponibilidad mejorada significa que concentraciones más bajas de ingredientes fermentados a menudo pueden proporcionar los mismos beneficios que concentraciones más altas de alternativas no fermentadas [74].

El tamaño molecular más pequeño de los compuestos fermentados también permite una mejor distribución dentro de las capas de la piel, proporcionando beneficios más integrales a través de la epidermis y dermis superior.

Estabilidad Mejorada

La fermentación puede mejorar la estabilidad de ingredientes naturales creando formas moleculares más estables y produciendo compuestos de conservadores naturales. Esta estabilidad mejorada permite una vida útil más larga y un mejor rendimiento en productos terminados.

Los ácidos orgánicos producidos durante la fermentación proporcionan efectos de conservación natural que pueden reducir la necesidad de conservadores sintéticos mientras mantienen la seguridad y estabilidad del producto.

Reactividad Alérgica Reducida

El proceso de fermentación puede reducir la reactividad alérgica de ingredientes naturales descomponiendo proteínas y otros compuestos que podrían desencadenar reacciones dañinas. Esto hace que los ingredientes fermentados sean particularmente adecuados para tipos de piel sensibles.

La modificación de estructuras proteicas durante la fermentación puede eliminar o reducir epítopos alergénicos mientras preserva o mejora propiedades beneficiosas.

Creación de Compuestos Novedosos

La fermentación produce compuestos beneficiosos que no existen en los materiales del sustrato original, creando ingredientes únicos con propiedades mejoradas o novedosas. Estos compuestos específicos de fermentación a menudo proporcionan beneficios superiores comparados con alternativas sintéticas [75].

La mezcla compleja de compuestos producidos durante la fermentación puede proporcionar efectos sinérgicos que son difíciles de replicar con ingredientes sintéticos individuales.

Consideraciones de Formulación

Incorporar ingredientes fermentados en formulaciones de cuidado de la piel requiere consideraciones cuidadosas de varios factores incluyendo la cantidad de pH, la compatibilidad, la estabilidad y la concentración.

Optimización del pH

Los ingredientes fermentados a menudo funcionan mejor en rangos específicos de pH que pueden diferir de los niveles óptimos de pH para otros ingredientes de cuidado de la piel. Los químicos formuladores deben equilibrar estos requerimientos para crear productos que maximicen los beneficios de todos los ingredientes.

La acidez natural de muchos ingredientes fermentados puede ayudar a mantener el pH óptimo de la piel mientras proporciona sus beneficios específicos, haciéndolos valiosos para crear formulaciones equilibradas en pH.

Concentración y Dosificación

La concentración óptima de ingredientes fermentados varía dependiendo del ingrediente específico, beneficios deseados y el objetivo en el tipo de piel. Las formulaciones asiáticas a menudo usan altas concentraciones de ingredientes fermentados, a veces comprendiendo el 90% o más de la fórmula total.

La naturaleza compleja de los ingredientes fermentados significa que incluso concentraciones relativamente bajas pueden proporcionar beneficios significativos debido a la presencia de múltiples compuestos bioactivos.

Compatibilidad y Sinergias

Los ingredientes fermentados generalmente funcionan bien con otros activos de cuidado de la piel y a menudo pueden mejorar su efectividad a través de interacciones sinérgicas. Sin embargo, algunas combinaciones pueden ser más efectivas que otras.

Las propiedades de conservación natural de muchos ingredientes fermentados pueden apoyar la estabilidad de otros ingredientes en la formulación, mientras reducen la necesidad de conservantes sintéticos.

Evaluación de Calidad y Selección

Elegir ingredientes fermentados de alta calidad para el cuidado de la piel requiere comprender varios indicadores de eficiencia y criterios de evaluación.

Pureza y Concentración del Ingrediente

Busca productos que indiquen claramente la concentración y pureza de ingredientes fermentados. Las concentraciones más altas generalmente proporcionan beneficios más pronunciados, aunque incluso concentraciones más bajas pueden ser efectivas debido a la potencia de los compuestos fermentados.

La posición de ingredientes fermentados en la lista de ingredientes puede proporcionar pistas sobre su concentración, los ingredientes del principio típicamente están en concentraciones más altas.

Método de Fermentación y Fuente

Los productos que proporcionan información sobre sus métodos de fermentación, fuentes de cepas y procesos de control de calidad son generalmente más confiables y efectivos. Esta transparencia indica un compromiso con la calidad y rigor científico.

Los métodos de fermentación tradicionales a menudo producen perfiles de ingredientes más complejos y beneficiosos comparados con procesos de fermentación industrial rápidos.

Pruebas Clínicas y Validación

Busca productos que hayan sido sometidos a pruebas clínicas para validar su efectividad y seguridad. Estas pruebas proporcionan evidencia objetiva de los beneficios del producto y ayudan a asegurar que las afirmaciones de marketing estén respaldadas por evidencia científica.

El Futuro del Cuidado de la Piel con Productos Fermentados

El campo del cuidado de la piel con productos fermentados continúa evolucionando con nuevas tecnologías, ingredientes y aplicaciones, siendo desarrollados regularmente.

Técnicas Avanzadas de Fermentación e Ingredientes Personalizados

Nuevas tecnologías de fermentación incluyendo fermentación de atmósfera controlada, fermentación multi-etapa y fermentación de precisión están permitiendo la producción de ingredientes más sofisticados y efectivos.

Los avances en biotecnología están permitiendo el desarrollo de cepas de fermentación personalizadas optimizadas para aplicaciones y beneficios específicos de cuidado de la piel.

Los desarrollos futuros pueden incluir ingredientes fermentados personalizados adaptados a tipos de piel individuales, preocupaciones y perfiles de microbioma.

Producción Sostenible

La fermentación ofrece métodos de producción inherentemente sostenibles que pueden reducir el impacto ambiental mientras producen ingredientes de alta calidad para el cuidado de la piel.

La innovación en ingredientes fermentados para el cuidado de la piel representa una fusión perfecta de sabiduría tradicional y ciencia moderna, creando algunos de los ingredientes de cuidado de la piel más efectivos y queridos disponibles hoy en día. Galactomyces y otros extractos fermentados han revolucionado el cuidado de la piel proporcionando múltiples beneficios a través de procesos suaves y naturales que trabajan en armonía con las funciones naturales de la piel. Comprender estos ingredientes y sus beneficios permite elecciones informadas que pueden mejorar significativamente la efectividad del cuidado de la piel mientras mantiene el enfoque suave y holístico que define la filosofía de belleza asiática. La evolución continua de la tecnología de fermentación promete ingredientes aún más sofisticados y efectivos en el futuro, asegurando que este arte ancestral continuará impulsando la innovación en el cuidado moderno de la piel.

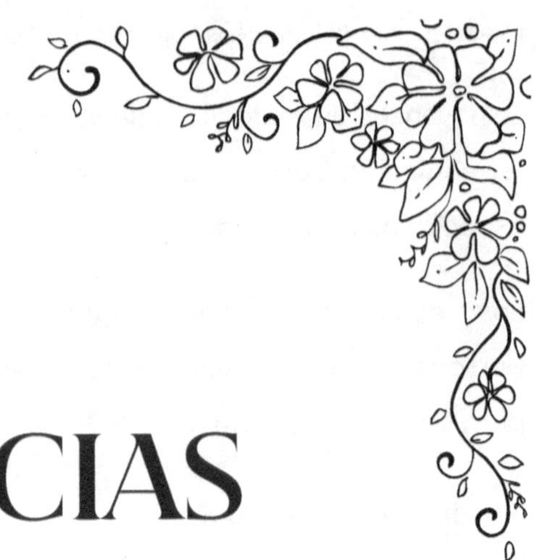

REFERENCIAS

[1] Khmaladze, I., Leonardi, M., Fabre, S. et al (2020). The Skin Interactome: A Holistic "Genome-Microbiome-Exposome" Approach to Understand and Modulate Skin Health and Aging. Journal of Clinical Medicine, 9(12), 3883.

[2] Elias, P. M. (2005). Stratum corneum defensive functions: an integrated view. Journal of Investigative Dermatology, 125(2), 183-200.

[3] Del Rosso, J. Q., & Levin, J. (2011) The Journal of Clinical and Aesthetic Dermatology, 4(9), 22—42.

[4] Chen, Y., & Lyga, J. (2014). Brain-skin connection: stress, inflammation and skin aging. Inflammation & Allergy Drug Targets, 13(3), 177—190.

[5] Schagen, S. K., Zampeli, V. A., Makrantonaki, E., & Zouboulis, C. C. (2012). Discovering the link between nutrition and skin aging. Dermato-endocrinology, 4(3), 298—307.

[6] Lally, P., van Jaarsveld, C. H. M., Potts, H. W. W., & Wardle, J. (2010). How are habits formed: Modelling habit formation in the real world. European Journal of Social Psychology, 40(6), 998-1009.

[7] Krutmann, J., Bouloc, A., Sore, G., Bernard, B. A., & Passeron, T. (2017) The skin aging exposome. Journal of Dermatological Science, 85(3), 152-161.

[8] Baumann, L. (2006). The Skin Type Solution: A Revolutionary Guide to Your Best Skin Ever.

[9] Pappas, A. (2009). Epidermal surface lipids. Dermato-endocrinology, 1(2), 72–76.

[10] Berardesca, E., Farage, M., & Maibach, H. (2013). Sensitive skin: an overview. International journal of cosmetic science, 35(1), 2-8.

[11] Raghunath, R.S., Venables, Z.C., Millington, G.W. (2015) The menstrual cycle and the skin. Clinical and Experimental Dermatology, 80(6), 481–486.

[12] Byrd, A. L., Belkaid, Y., & Segre, J. A. (2018). The human skin microbiome. Nature Reviews Microbiology, 16(3), 143-155.

[13] Wickett, R. R., & Visscher, M. O. (2006). Structure and function of the epidermal barrier. American Journal of Infection Control, 34(10), S98-S110.

[14] Harding, C. R. (2004). The stratum corneum: structure and function in health and disease. Dermatologic Therapy, 17(s1), 6-15.

[15] Feingold, K. R. (2007). Thematic review series: skin lipids. The role of epidermal lipids in cutaneous permeability barrier homeostasis. Journal of Lipid Research, 48(12), 2531-2546.

[16] Kaplan, D. H. (2010). In vivo function of Langerhans cells and dermal dendritic cells. Trends in Immunology, 31(12), 446-451.

[17] Coleman, S. R., & Grover, R. (2006). The anatomy of the aging face: volume loss and changes in 3-dimensional topography. Aesthetic Surgery Journal, 26(1S), S4-9.

[18] Proksch, E., Brandner, J. M., & Jensen, J. M. (2008). The skin: an indispensable barrier. Experimental Dermatology, 17(12), 1063-1072.

[19] Feingold, K. R., & Elias, P. M. (2014). Role of lipids in the formation and maintenance of the cutaneous permeability barrier. Biochimica et Biophysica Acta (BBA)-Molecular and Cell Biology of Lipids, 1841(3), 280-294.

[20] Schmid-Wendtner, M. H., & Korting, H. C. (2006). The pH of the skin surface and its impact on the barrier function. Skin Pharmacology and Physiology, 19(6), 296-302.

[21] Lambers, H., Piessens, S., Bloem, A., Pronk, H., & Finkel, P. (2006). Natural skin surface pH is on average below 5, which is beneficial for its resident flora. International journal of cosmetic science, 28(5), 359-370.

[22] Schmid-Wendtner, M. H., & Korting, H. C. (2006). The pH of the skin surface and its impact on the barrier function. Skin pharmacology and physiology, 19(6), 296—302.

[23] Cork, M. J., Danby, S. G., & Vasilopoulos, Y. (2009). Epidermal barrier dysfunction in atopic dermatitis. Journal of Investigative Dermatology, 129(8), 1892-1908.

[24] Brooks, S. G., Mahmoud, R. H., & Lin, R. R. (2025). The Skin Acid Mantle: An Update on Skin pH. Journal of Investigative Dermatology, (3), 509-521.

[25] Wang, R., Yan, S., Ma, X., Zhao, J., Han, Y., Zhang, H., & Chen, W. (2023). The pivotal role of Bifida Ferment Lysate on reinforcing the skin barrier function and maintaining homeostasis of skin defenses in vitro. Journal of Cosmetic Dermatology, 22(12), 3427-3435.

[26] Levin, J., & Momin, S. B. (2010). How much do we really know about our favorite cosmeceutical ingredients?. The Journal of clinical and aesthetic dermatology, 3(2), 22–41.

[27] Lodén, M. (2003). Role of topical emollients and moisturizers in the treatment of dry skin barrier disorders. American journal of clinical dermatology, 4(11), 771-788.

[28] Warner, R. R., Myers, M. C., & Taylor, D. A. (1988). Electron probe analysis of human skin: determination of the water concentration profile. Journal of Investigative Dermatology, 90(2), 218-224.

[29] Feingold, K. R. (2007). Thematic review series: skin lipids. The role of epidermal lipids in cutaneous permeability barrier homeostasis. Journal of Lipid Research, 48(12), 2531-2546.

[30] Coderch, L., López, O., de la Maza, A., & Parra, J. L. (2003). Ceramides and skin function. American journal of clinical dermatology, 4(2), 107-129.

[31] Pavicic, T., Gauglitz, G. G., Lersch, P., Schwach-Abdellaoui, K., Malle, B., Korting, H. C., & Farwick, M. (2011). Efficacy of cream-based novel formulations of hyaluronic acid of different molecular weights in anti-wrinkle treatment. Journal of drugs in dermatology: JDD, 10(9), 990–1000.

[32] Meckfessel, M. H., & Brandt, S. (2014). The structure, function, and importance of ceramides in skin and their use as therapeutic agents in skin-care products. Journal of the American Academy of Dermatology, 71(1), 177-184.

[33] Berkers, T., Visscher, D., Gooris, G. S., & Bouwstra, J. A. (2018). Topically applied ceramides interact with the stratum corneum lipid matrix in compromised ex vivo skin. Pharmaceutical Research, 35(4), 1-13.

[34] Lynde, C. W., Andriessen, A., Barankin, B., Dutil, M., & Humphrey, S. (2014). Moisturizers and ceramide-containing moisturizers may offer benefits for skin barrier restoration and treatment of atopic dermatitis: an expert panel consensus. Journal of Clinical and Aesthetic Dermatology, 7(3), 24.

[35] Choi, M. J., & Maibach, H. I. (2005). Role of ceramides in barrier function of healthy and diseased skin. American Journal of Clinical Dermatology, 6(4), 215-223.

[36] Endly, D. C., & Miller, R. A. (2017). Oily Skin: A review of Treatment Options. The Journal of clinical and aesthetic dermatology, 10(8), 49–55.

[37] Lodén, M. (2012). The clinical benefit of moisturizers. Journal of the European Academy of Dermatology and Venereology, 26(9), 1073-1088.

[38] Prausnitz, M. R., & Langer, R. (2008). Transdermal drug delivery. Nature Biotechnology, 26(11), 1261-1268.

[39] Dattner, A. M. (2003). From medical herbalism to phytotherapy in dermatology: back to the future. Dermatologic therapy, 16(2), 106-113.

[40] Kwok, H. H., Yue, P. Y. K., Mak, N. K., & Wong, R. N. S. (2012). Ginsenoside Rb1 induces type I collagen expression through peroxisome proliferator-activated receptor-delta. Biochemical Pharmacology, 84(4), 532-539.

[41] Kim, J. H., Lee, R., Hwang, S. H., Choi, S. H., Kim, J. H., Cho, I. H., Lee, J. I., & Nah, S. Y. (2024). Ginseng and ginseng byproducts for skincare and skin health. Journal of Ginseng Research, 48(6), 525-534.

[42] Kim, Y. H., Park, H. R., Cha, S. Y., Lee, S. H., Jo, J. W., Go, J. N., Lee, K. H., Lee, S. Y., & Shin, S. S. (2018). Effect of red ginseng NaturalGEL on skin aging. Journal of Ginseng Research, 44(1), 115-122.

[43] Singh, B. N., et al. (2011). Green tea catechins: Biology and therapeutic applications in dermatology. *Journal of Cutaneous and Aesthetic Surgery*, 4(2), 143-149.

[44] Katiyar, S. K., & Elmets, C. A. (2001). Green tea polyphenolic antioxidants and skin photoprotection (Review). International journal of oncology, 18(6), 1307-1313.

[45] Choi, Y. E., et al. (2019). Rice water and fermented rice extracts in cosmetic applications. *Asian Journal of Beauty and Cosmetology*, 17(1), 89-98.

[46] Inamasu, S., et al. (2012). The effect of Pitera on intracellular signaling pathways and proliferation in human keratinocytes. *International Journal of Cosmetic Science*, 34(2), 105-112.

[47] Maeda, K., & Fukuda, M. (1996). Arbutin: mechanism of its depigmenting action in human melanocyte culture. *Journal of Pharmacology and Experimental Therapeutics*, 276(2), 765-769.

[48] Long, V. (2016). Aloe vera in dermatology—The plant of immortality. *JAMA Dermatology*, 152(4), 436-437.

[49] Hekmatpou, D., et al. (2019). The effect of aloe vera clinical trials on prevention and healing of skin wound: A systematic review. *Iranian Journal of Medical Sciences*, 44(1), 1-9.

[50] Lee, C. J., et al. (2013). Correlations of the components of tea tree oil with its antibacterial effects and skin irritation. *Journal of Food and Drug Analysis*, 21(2), 169-176.

[51] Enshaieh, S., et al. (2007). The efficacy of 5% topical tea tree oil gel in mild to moderate acne vulgaris: A randomized, double-blind placebo-controlled study. *Indian Journal of Dermatology, Venereology, and Leprology*, 73(1), 22-25.

[52] Hammer, K. A., et al. (2006). Melaleuca alternifolia (tea tree) oil: A review of antimicrobial and other medicinal properties. *Clinical Microbiology Reviews*, 19(1), 50-62.

[53] Somboonwong, J., et al. (2012). Wound healing activities of different extracts of Centella asiatica in incision and burn wound models: An experimental animal study. *BMC Complementary and Alternative Medicine*, 12, 103.

[54] Titcomb, L. (2025). A literature review on polynucleotide efficacy on skin rejuvenation, and review of the regulatory status and guidelines around polynucleotides. *Journal of Aesthetic Nursing*, 14(1), 9-15.

[55] Bazeer, A. B., et al. (2025). Hidden benefits of snail mucus: A natural skincare marvel. *Biomolecules and Biomedicine*, 25(1), 45-52.

[56] Park, K. S. (2021). Pharmacological effects of Centella asiatica on skin diseases: Evidence and possible mechanisms. *Evidence-Based Complementary and Alternative Medicine*, 2021, 5462633.

[57] Kim, J. E., et al. (2022). Polydeoxyribonucleotide promotes skin regeneration through adenosine A2A receptor activation. *Dermatologic Surgery*, 48(8), 856-862.

[58] Park, S. H., et al. (2023). Clinical efficacy of polydeoxyribonucleotide in facial skin rejuvenation: A randomized controlled trial. *Journal of Cosmetic Dermatology*, 22(4), 1123-1132.

[59] Katta, R., & Desai, S. P. (2014). Diet and dermatology: the role of dietary intervention in skin disease. The Journal of clinical and aesthetic dermatology, 7(7), 46–51.

[60] Mahmud, M. R., Akter, S., Tamanna, S. K., Mazumder, L., Esti, I. Z., Banerjee, S., Akter, S., Hasan, M. R., Acharjee, M., Hossain, M. S., & Pirttilä, A. M. (2022). Impact of gut microbiome on skin health: gut-skin axis observed through the lenses of therapeutics and skin diseases. Gut Microbes, 14(1), 2096995.

[61] Prescott, S. L., Larcombe, D. L., Logan, A. C., West, C., Burks, W., Caraballo, L., ... & van Etten, E. (2017). The skin microbiome: impact of

modern environments on skin ecology, barrier integrity, and systemic health. World Allergy Organization Journal, (1), 1-16.

[62] Bouhout, S., Aubert, A., Vial, F., Agullo, P., & Reynaud, R. (2023). Physiological benefits associated with facial skincare: well-being from emotional perception to neuromodulation. International Journal of Cosmetic Science, 45(2), 123-135.

[63] Grice, E. A., & Segre, J. A. (2011). The skin microbiome. Nature reviews. Microbiology, 9(4), 244–253

[64] Rozas, M., Hart de Ruijter, A., Fabrega, M. J., Zorgani, A., Guell, M., Paetzold, B., & Brillet, F. (2021). From dysbiosis to healthy skin: Major contributions of Cutibacterium acnes to skin homeostasis. Microorganisms, 9(3), 628.

[65] Gaitanis, G., Magiatis, P., Hantschke, M., Bassukas, I. D., & Velegraki, A. (2012). The Malassezia genus in skin and systemic diseases. Clinical microbiology reviews, 25(1), 106-141.

[66] Yu, Y., Dunaway, S., Champer, J., Kim, J., & Alikhan, A. (2020). Changing our microbiome: probiotics in dermatology. The British journal of dermatology, 182(1), 39-46.

[67] Lolou, V., & Panayiotidis, M. I. (2019). Functional role of probiotics and prebiotics on skin health and disease. Fermentation, 5(2), 41.

[68] Duarte, M., Carvalho, M. J., de Carvalho, N. M., Azevedo-Silva, J., Mendes, A., Ribeiro, I. P., Fernandes, J. C., Oliveira, A. L. S., Oliveira, C., Pintado, M., Amaro, A., & Madureira, A. R. (2023). Skincare potential of a sustainable postbiotic extract produced through sugarcane straw fermentation by Saccharomyces cerevisiae. Biofactors, 49(5), 1038-1060.

[69] Mias, C., Mengeaud, V., Bessou-Touya, S., Duplan, H., & Castex-Rizzi, N. (2023). Recent advances in understanding inflammatory acne: Deciphering the relationship between Cutibacterium acnes and Th17 inflammatory pathway. Journal of the European Academy of Dermatology and Venereology, 37(4), 678-689.

[70] Kober, M. M., & Bowe, W. P. (2015). The effect of probiotics on immune regulation, acne, and photoaging. International journal of women's dermatology, 1(2), 85-89.

[71] Pérez-Rivero, C., & López-Gómez, J. P. (2023). Unlocking the potential of fermentation in cosmetics: A review. Fermentation, 9(5), 463.

[72] Yan, X., Tsuji, G., Hashimoto-Hachiya, A., Takemura, M., Tateishi, C., Ito, T., & Furue, M. (2022). Galactomyces ferment filtrate potentiates an anti-inflammaging system in keratinocytes. Journal of Clinical Medicine, 11(21), 6338.

[73] Wang, R., Yan, S., Ma, X., Zhao, J., Han, Y., Zhang, H., & Chen, W. (2023). The pivotal role of Bifida Ferment Lysate on reinforcing the skin barrier function and maintaining homeostasis of skin defenses in vitro. Journal of Cosmetic Dermatology, 22(8), 2247-2258.

[74] Majchrzak, W., Motyl, I., & Śmigielski, K. (2022). Biological and cosmetical importance of fermented raw materials: An overview. Molecules, 27(15), 4845.

[75] Sanlier, N., Gökcen, B. B., & Sezgin, A. C. (2019). Health benefits of fermented foods. Critical Reviews in Food Science and Nutrition, 59(3), 506-527.

www.ingramcontent.com/pod-product-compliance
Lightning Source LLC
LaVergne TN
LVHW091149080826
845145LV00008B/2316